U0946827

中药的性格

最具代表性的28味

主编：冯春雷　王兵

華夏出版社
HUAXIA PUBLISHING HOUSE

本书编委会名单

主　编：冯春雷　王　兵

副主编：宗先祯　冯学英

编　委：冯春雷　王　兵　宗先祯

　　　　冯学英　赵　玲

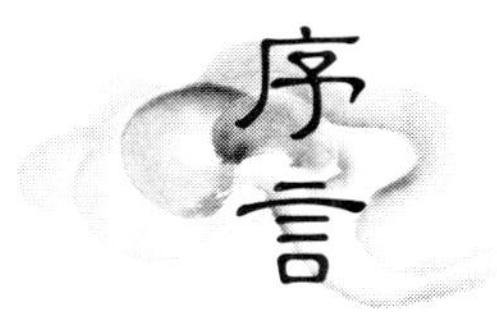

序言

中医药是中华传统文化的瑰宝，也是世界优秀文化的精华。认识中药、发展中药，是新世纪的一项重要任务。

中药是博大精深的中华文化的重要组成部分。中药与中华民族的繁衍生息密切相关，从远古时代的神农尝百草，到现代将中药用于航天事业、用于防治核辐射、用于抗艾滋病等等，药疗、食疗处处可见。中药已渗透到人们生活的诸多方面，就连大家所熟知的我国四大古典名著中也都有中医药文化的辉映。中药是中华文明历史的结晶，是一份无价的宝贵遗产，我们应继承下去，发扬光大。中药为一代代人服务，也经历了一代代人的创新发展。没有现代的研究，就不会有现代的中药。

然而，对中药这个巨大的宝库，我们对它的认识还远远不够。为了让更多的读者认识、了解中药，本书主要从药性出发，筛选28味最具代表性的中药，对其各方面进行介绍，希望广大读者能从中获得有帮助的知识。

由于编者水平有限，编写时间仓促，不妥之处，望广大读者批评指正。

编 者

2011年1月7日

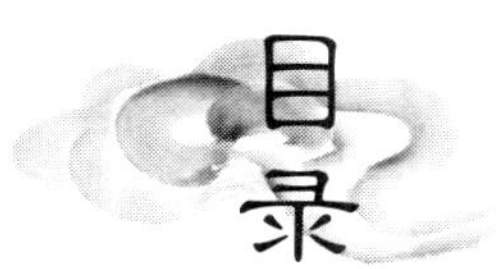

目录

1 补气之最——人参

有一味中药，被誉为“千草之灵，百药之长”，这就是家喻户晓、老少皆知的人参。人参是最著名的补气药，有诗赞曰：“深山有奇草，绿叶发华滋。补虚健魄者，功擅数人参。”此外人参还有“神草”、“地精”、“土精”等别称，这些自然都是出自对这一神奇中药的赞誉。

强壮补益，延缓衰老

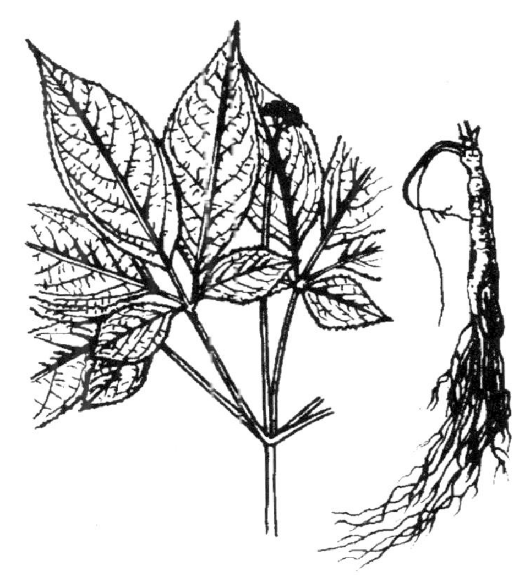

人参味甘、微苦，性微温。具有大补元气，固脱生津，补脾益肺，益智安神等功效。用于气虚欲脱，汗出肢冷，诸劳虚损，食少倦怠，虚咳喘促，惊悸健忘，眩晕头痛，肾虚阳痿，遗尿尿频，多饮消渴，神志不安及大病久病体虚难复，及一切气血津液不足之证。

1. 抢救虚脱：凡久病气虚，或大量失血，或急性暴病所致的突然气微欲绝，四肢厥冷，虚汗淋漓，神昏不语，脉象微、散，似有似无等气脱危证，急用人参15～30g，煎水灌服（名独参汤），可大补元气，挽救虚脱。四肢冰冷明显者，可配以附片9～12g（名参附汤）以增强回阳救逆的作用。出汗较甚者，可加麦冬、五味子（名生脉散）以益气养阴、止汗固脱。几年来，常用独参汤或参附汤、生脉散、生脉注射液、参附注射液等抢救各种休克，取得较为满意的效果。

2. 治疗气虚：脾为后天之本，为人体生气之源。肺主一身之气，为人体真气之海。脾肺气虚则气短懒言，说话声低，四肢倦怠，食欲不振，面色㿠白，精神萎靡，动则气喘，脉虚无力。可用本品补脾肺之气以治气虚，常与白术、茯苓、甘草、黄芪、山药、五味子等配合使用，例如四君子汤、补肺汤等。

3. 扶正祛邪：人参能补益正气，增强抗病能力，故对正气虚而邪气盛的症候，在祛邪的药方中，加用人参，可起到扶正祛邪的作用。例如与紫苏、前胡、桔梗、枳壳等同用（参苏饮），可治疗体弱气虚之人患感冒咳嗽等症；配以石膏、知母、粳米等（人参白虎汤），可治气分高热，热邪伤正，正虚热盛之证。

人参已列为国家珍稀濒危保护植物

人参为五加科植物干燥根。属多年生草本植物，喜阴凉、湿润的气候，多生长于昼夜温差小，海拔500～1100米山地缓坡或斜坡地的针阔混交林或杂木林中，因分布区域狭小而稀贵。人参在我国药用历史悠久，是一种名贵中药材。长期以来，由于滥采滥挖，其赖以生存的森林生态环境受到严重破坏。以山西"上党参"为代表的中原产区（山西南部、河北南部、河南、山东西部）早已灭绝，东北野山参也处在濒临灭绝的边缘，因此人参已列为国家珍稀濒危保护植物。

庞大的“人参家族”

人参有多种品种。按生长环境来分：野生的称为“野山参”，其生长周期较长，一支50g的野山参需要几十年甚至上百年的生长期，故民间有山参“七两为参，八两为宝”的说法；栽培的称为“园参”，生长周期较短，一般5～7年即可。播种在山林野生状态下自然生长的称为“林下参”，习称“籽海”。

按产地不同分：产于我国吉林省、黑龙江省的叫“吉林参”，产于辽宁省宽甸县石柱沟者叫“石柱参”，产于朝鲜的叫“高丽参”，产于日本的叫“东洋参”。

按加工方法分：生晒参——直接晒干或烘干，幼小的生晒参称“皮尾参”；红参类（红参、边条参）——将鲜参放锅内蒸3～4小时，取出晒干或烘干，除去支根和须根者为“红参”，剪去主根上的须根但保留较长的支根者称“边条参”；白参类（白参、糖参）——将鲜参放沸水中煮片刻捞出，浸于白糖汁中20小时，然后冲去糖浆，晒干或烘干即成“白参”，将白参扎孔灌白糖水即成“糖参”。

最好的人参是野山参，由于长期滥采滥挖，野山参已濒临灭绝，故市售人参多为人工栽培。

由于野山参十分珍贵，所以鉴别其真伪要十分注意。有人总结了几句口诀颇为实用：“长长芦头密密碗，细密横纹顺自然，颈部最好能长节，须根上生珍珠点。”

种植技术的发展很好地解决了人参栽培技术，所产人参完全可以满足当今人们对医疗及保健的需求，而且价格也能被普通大众所接受。一般而言，家庭日常实用，生晒参比较合适，生晒参没有经过蒸制，直接晒干，性质柔和，药力也没多大损失。平时用来补气，不可多用，泡茶或者与其他滋补药炖服都可。

现代对人参研究，有以下发现

现代研究发现，人参主要成分为人参皂苷，现已成功分离鉴定了29种皂苷成分，均为三萜类化合物。人参中含有糖类化学成分，包括21种人参多糖，11种单糖与寡糖。此外人参中还含有多肽类化合物、氨基酸、蛋白质、酶、有机酸、生物碱、炔类化合物、脂类化合物、挥发油、微量元素等。它们是人参广泛作用的物质基础。

1. 人参具有显著的抗疲劳作用

《图经本草》曾记载：让两个体力相当的人同时跑步，其中一人口含人参，另一人则未含人参。跑完五里路后，未含人参的那个人气喘嘘嘘，而含人参的却呼吸自若。

同样，现代科学家们也曾用白鼠做过类似耐力实验，将服过人参的白鼠和普通白鼠扔到盛满水的容器中，观察两者挣扎时间的长短，结果是：给服一次人参，耐力增强30%，给服一个月，可增强100%。

于是，现在人参常被用来提高运动员在运动中的耐力性，甚至被用来提高宇航员对特殊环境的适应性。它可以快速缓解疲劳，最大限度地挖掘人体体能的潜力。而且人参的抗疲劳作用与咖啡因不同，不会产生过度兴奋，也不会成瘾，非常安全。

2. 人参具有安神的作用

现在经常被用在治疗失眠症上，尤其适合于那些不宜使用安眠药的失眠患者。

此外，现代药理研究表明，人参还具有增强机体非特异性抵抗力、促进智力、改善记忆、强心、抑制血小板聚集、降血脂、调节血糖、保肝、抗休克、抗肿瘤、延缓衰老等广泛作用。

有代表性的人参补虚方剂

1. 独参汤（《伤寒论》）——人参 10～30g，慢火久煎（2～3 小时）成浓汁，一次服下。用于气虚欲脱，症见气息弱，面色苍白，虚汗淋漓，脉微欲绝者。

2. 参附汤（《济生方》）——人参 6g，熟（制）附子 8g，先煎熟附子 2～3 小时，再加入人参慢火浓煎 1～2 小时，加入生姜 3 片稍煎，每天分 2 次服用。用于阳虚气喘，自汗盗汗，气短头晕等症。

3. 生脉饮（《千金要方》）——人参 10g，麦冬 15g，五味子 6g。水煎，每天分 2 次温服。用于气阴两虚，气短心悸，眩晕少神，口干作渴，舌燥无津，自汗脉弱及久咳肺虚。现常用于肺心病。

人参非人人适用

近年来，随着生活水平的提高，“服用人参，养生进补”更加成为时尚，在日常生活中更多的人较为普遍地把其当做补品服用。虽然人参历来被推崇为养生长寿之补品，在人们心目中是“补虚要药”，能“大补元气”，但它毕竟是药，如果用之不当会有致病甚至致死的危险。

“人参，气虚血虚俱能补”，但非人人适用。身体强壮者，或阴虚火旺者，或因热、因火而出血者，症见口干多饮，舌燥少苔，面红目赤，急躁易怒，大便燥结，咽肿牙痛，脉数等，均不宜食用人参。儿童不宜食用人参。服用人参时，忌食萝卜，并应少喝浓茶。

人参的用量用法

应根据病情轻重缓急而定。成人一日量，汤剂一般为3～9g，另煎兑入汤剂服用；如急救可用大剂量30～45g，水煎顿服；散剂冲服每次1～1.5g，每日3次。人参宜单独炖煮，且应微火久炖，一般应炖2～3小时。据称，韩国人吃人参需微火久炖8小时以上，久炖后药力发挥强，且副作用减少。若与其他中药同用，也应分开单炖，服用前再将药汁合在一起。

过量服用人参，常常会导致高血压、神经过敏、失眠、烦躁、皮疹、瘙痒、儿童性早熟等“人参中毒综合征”。因此切不可迷信人参大补而盲目长期大量服用。

是药三分毒，服人参也有不良反应

轻度不良反应主要表现为腹胀，或身体尤其是面部灼烧感，重者可致鼻出血。其解救办法：大米50g左右，炒焦煎水饮服，能消除症状，同时也不会影响人参的药性。如果中毒症状较为严重，通常用莱菔子30g左右或白萝卜适量煎服。

介绍几个简便服法

（1）炖服。将人参切成2cm薄片，放入瓷碗内，加满水，密封碗口，放置于锅内蒸炖4～5小时即可服用。

（2）嚼食。以2～3片人参含于口中细嚼，生津提神，甘凉可口，是最简单的服用方法。

（3）磨粉。将人参磨成细粉，每天吞服，用量视个人体质而定，一般每次1～1.5克。

（4）冲茶。将人参切成薄片，放在碗内或杯中，用开水冲泡，闷盖5分钟后即可服用。

（5）泡酒。将整根人参切成薄片装入瓶内，用50～60度的白酒浸泡，每日斟情服用。

（6）炖煮食品。人参在食用时常常伴有一定的苦味，如果将人参和瘦肉、小鸡、鱼等一起炖煮，可消除苦味，滋补强身。

在家可以做的美味补品

1. 人参蒸鸡（《民间药疗食膳》）

人参10g，母鸡一只（约1000g），香菇15g，红枣10枚，料酒5g，生姜5g，葱5g，精盐、味精适量。

①鸡宰杀以后，去毛剖腹，去内脏，洗净沥干，人参蒸软切薄片，红枣洗净去核，香菇水发去菇柄，一起填入鸡腹腔内。洗生姜，拍裂；洗葱，打成结。

②整理好的鸡放入锅中，腹面朝上，姜块、葱结放于上，加入料酒精盐，上笼大火蒸2～3小时，至鸡肉酥烂。捡出姜块、葱结，加入味精，调匀，分2～3次，趁热食用鸡肉、人参、红枣和香菇。可大补元气，宁神益智，补脾健胃，益气生津。适用于气虚体弱，倦怠乏力，语音低微，食欲不振，眩晕头痛，健忘阳痿，尿频。

2. 人参粥

人参末3g，粳米100g，冰糖适量。将人参、糯米、冰糖同煮粥。每天早晚用。功能补气健身。用于老年体弱，久病羸瘦，劳伤亏损，心悸气短，失眠健忘，性功能减退等气血津液不足之症。

3. 人参莲子汤

生晒参10g，莲子肉10g，冰糖30g。将人参、莲子肉置碗中，用适量凉开水浸泡，入锅前加入冰糖。将盛有上述药物的碗放入蒸锅内，隔水蒸炖1小时，即得。喝汤，吃莲子肉。人参可连续使用3次，第2、3次再加莲子、冰糖及适量水，如前法蒸炖服用。第3次可将人参一起吃下。可补气健脾。凡属病后身体虚弱、食少、倦怠、自汗、泄泻等均可应用。糖尿病患者忌用。

美容价值

人参自古以来拥有"百草之王"的美誉，更被东方医学界誉为"滋阴补气，扶正固本"之极品。人参的浸出液可被皮肤缓慢吸收，对皮肤没有任何的不良刺激，能扩张皮肤毛细血管，促进皮肤血液循环，增加皮肤营养，调节皮肤的油脂平衡，防止皮肤脱水、硬化、起皱，长期坚持使用含人参的产品，能增强皮肤弹性，使细胞获得新生。同时人参活性物质还具有抑制黑色素的性能，使皮肤洁白光滑。人参加在洗发剂中能使头部的毛细血管扩张，可增加头发的营养，提高头发的韧性，减少脱发、断发，对损伤的头发具有保护作用。

附：西洋参

西洋参与人参同属五加科植物，两者在植物形态上极为相似。西洋参原生长于加拿大南部、美国北部。18世纪从大洋彼岸进入中国，故名西洋参，又名洋参、花旗参、美国人参。

西洋参味甘、微苦，性凉，归心、肺、肾经，功能补气养阴，清热生津。用于气虚阴亏，虚热烦倦，消渴，口燥咽干。

西洋参与人参既有共同之处，又有明显的差异：如果说人参像大哥，是具有阳刚之气的“男子汉”，能大补元气，又能壮阳气，但用之不当，很容易使人上火，体壮者还当避之；西洋参则更像温柔文雅的小妹，给人补气，但很温和，若你气不足，阴虚，还有火，用西洋参最好不过了。正是西洋参不似人参的温补特性，所以适合大多数人食用。

其他常用的补气药

党参、太子参、黄芪、白术、山药、白扁豆、甘草、大枣、刺五加、绞股蓝、红景天、沙棘、饴糖、蜂蜜。

2 补血之最——当归

“当归”的由来

历史悠久，疗效卓著的一些中药，总有一些动情传奇的故事，当归也不例外。相传，甘肃秦州有一位诚实勇敢的青年，名叫李缘，他与母亲、爱妻相依为命。一天，李缘听人说高山峻岭中遍地都是名贵药材，但危险重重，无人敢去。李缘决定只身探宝采药。行前与母亲、妻子相约：如果三年不归，定是死于山中，爱妻可另嫁他人。李缘一去三年，杳无音信。妻子忧伤过度，拖着病体改嫁了。就在妻子改嫁的第二天，李缘觅宝归来。两人相见，相抱痛哭。李缘

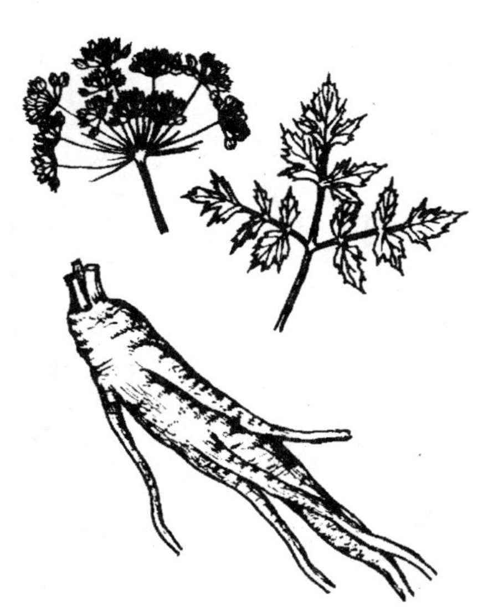

将一筐千辛万苦采集来的草药赠给了她。李缘前妻每每思念李缘时，就取筐中草药生吃，不料病体逐渐康复，面色渐见红润。后人根据唐诗“胡麻好种无人种，正是归时又不归”，将此药材取名“当归”。

补血第一药

当归味甘、辛、苦，性温，入肝、心、脾经。功能补血调经，活血止痛，润肠通便。用于血虚证、妇科病、腹痛、痈疽疮疡、风湿痹痛、跌打损伤、血燥皮疹、肠燥便秘。

中医学认为，心主血，肝藏血，脾统血，而当归能入心、肝、脾三经，故能治一切血证，为血证之要品，尤为妇科良药。凡妇女月经不调、闭经、痛经、胎产诸症，不论血虚血滞，都有非常显著的疗效。无怪乎李时珍谓：“当归调血，为女人要药”。如妇科常用名方四物汤即由当归、川芎、白芍、地黄组成。若气血两虚，常与黄芪、人参等同用，如当归养血汤、人参养容汤等。

当归所具有的活血止痛作用，不仅仅用于妇科。外科用当归治疗痈疽疮疡，可以消肿排脓；伤科用当归治疗跌打损伤，可以活血止痛。当归常与乳香、没药，或桃仁、红花、穿山甲等同用，治疗跌打损伤、痈疽疮疡、风湿痹痛等症，如活络效灵丹、复元活血汤。

当归润肠通便，是取其补血润肠之功。当归与麻子仁、大黄等同用治疗血虚肠燥便秘，如润肠丸。

当归辛香善走，有“血中气药”之称。与理气药合用，可治气血凝滞之证；与祛风药合用，可治风湿痹痛。

当归之道地药材

当归为伞形科多年生草本植物当归的根。始载于《神农本草经》，并将其列为中品。所谓中品，是指治病与补养两可的中药。

当归为最常用中药之一，据有人统计在25种使用频率最高的中药中，当归位居第八位，故有“十方九归”和“药王”之美称。

当归药用价值高，需求量大，野生资源已较为缺乏，其药材的出口、内销主要依靠栽培。当归主要产于甘肃岷县、武都、漳县、文县等地，四川、陕西、云南、贵州、湖北等地亦产。

甘肃岷县当归以数量大、质量优而首屈一指，有“中国当归甲天下，岷县当归甲中华”之说法。

市场最常见的当归

1. 全当归：全当归根的上部称“归头”，主根称“归身”，支根称“归尾”，全体称“全归”。全归呈马尾状，长15～25cm，外皮细密，黄棕色至深褐色，有纵皱纹及横长皮孔裂隙；根上端膨大钝圆，有残留叶鞘及茎基，下部有支根3～5条或更多，上粗下细，多扭曲，有少数须根痕，质柔韧。

2. 归头：归头实际上是去除了支根的主根部分，因已撞坏了外皮，故表面粉白或黄白色。

3. 当归片：当归片类圆形或不规则形，外表黄棕色或棕褐色；切面皮层厚，黄白或淡黄棕色，有棕色油点；皮层内有一圈黄棕色环，叫形成层；环内为木质部，色较淡，具放射状纹理，似菊花心。

4. 酒炒当归：酒炒当归片切面略显焦斑。

当归经典治病方

1. 四物汤

当归10g，熟地黄、生地黄各12g，川芎8g，白芍12g。水煎服。具有补血调血的功效。用于月经不调，脐腹疼痛，崩中漏下；血瘕块硬，时发疼痛；妊娠胎动不安，血下不止；产后恶露不下，时作寒热。

2. 生化汤

全当归10g，川芎9g，桃仁6g，炮姜2g，炙甘草2g。清水加黄酒煎服。具有活血化瘀，温经止痛的功效。用于产后血虚，寒邪乘虚而入，寒凝血瘀，停留于胞宫，而致恶露不净，小腹冷痛。

3. 当归红花汤

当归尾、红花各9g，水煎。用于月经倒行，从口鼻出。

4. 当归黄芪芍药汤

当归9g，黄芪6g，酒炒白芍6g，生姜5片，水煎温服。用于产后自汗，壮热气短，腰痛不可转。

食疗妙用

1. 当归生姜羊肉汤

当归15g，生姜15g，羊肉200g。将生姜切片，羊肉切小块，当归切薄片，三味同放锅内加清水适量煮汤，待羊肉熟烂后再放葱花、胡椒粉、猪油、食盐调味，饮汤食肉。

本方有补血调血、散寒开胃、益气健脾、温经止痛之功效。用于产后血虚腹痛、头晕目眩、寒凝气滞所致的胸闷腹痛、月经不调、四肢不温、倦怠少气、食欲不振等一系列妇科疾病。

2. 当归黄花汤

当归15g，黄花20g，瘦肉150g。先将当归切成薄片，黄花切段，瘦肉切片，同放入锅内加清水煮汤，食肉饮汤。

当归养血补血，黄花补虚疗损，和血脉，瘦肉益气养血，适用于产后或病后血虚所致的闭经腹痛、身体虚弱、贫血、神经衰弱、气虚乏力、头晕目眩、记忆力下降和食欲不振、月经不调等症。

3. 当归益母蛋

当归20g，益母草30g，鸡蛋2个，同放入锅内加适量清水煮到蛋熟，取出去壳，用针扎数个孔，再放入药汁中煮3～5分钟即可。吃蛋饮汤，每日1次，连服30天为1疗程。

本方有养血益肾、调经止痛、安胎之功效。用于肾虚血亏，气滞血瘀，寒凝胞宫引起的月经不调，行经腹痛，子宫内膜异位，不排卵或输卵管堵塞等症。

4. 当归黄芪茶

当归6g，黄芪30g，共研成细末，置保温瓶中，沸水泡20分钟。代茶频饮，每日1剂，连服7～10天。

具有补气生血的功效。用于大出血后，或妇女崩漏、产后引起的血虚证。

当归使用小窍门

当归的药性和疗效因其不同的使用部位而有所差异，《本草纲目》中认为："治上当用头，治中当用身，治下当用尾，通治则全用，乃一定之理也"。现代一般认为当归身善于补血，当归尾善于活血，全当归即可补血又可活血，酒炒后可加强活血功效，油炒后可增强润肠作用。

就产地讲，甘肃岷县所产的"岷当归"闻名于世，道地药材"秦归”主要就是指甘肃岷县所产的当归。

当归药材均以主根粗长，皮细，油润，黄棕，断面黄白色，质实体重，粉性足，香气浓郁，味辛微苦而甘者为佳。而根细、皮粗、肉黄，或者泛油，质松泡，味苦或辣味过重者均为质次。

市场上当归药材的伪品少见，且当归真品易于辨认，伪品不易蒙混过关。但在一些非正规药材交易市场，如旅游景点及边远的村镇可能有伪品兜售。当归的伪品主要有：东当归根、野当归根、欧当归根、兴安白芷根。购买时请牢记：粗短圆头马尾形，香气浓郁辛甘苦，皮层棕点菊花心。

当归现代发现

当归主要含挥发油和非挥发性成分，挥发油主要有藁本内酯、正丁烯基酞内酯等19种中性挥发油，其次是酚性挥发油，主要有香荆芥酸、愈创木酚、对甲苯酚等12种；酸性油主要有邻苯二甲酸酐、大茴香酸等7种。非挥发性成分有阿魏酸、丁二酸、烟酸、尿嘧啶、腺嘌呤等成分。并检出13种氨基酸、23种微量元素、维生素B_{12}和维生素A样物质，此外还有当归多糖。

当归有兴奋和抑制子宫平滑肌的“双向性”作用。抑制成分主要为挥发油，兴奋成分为水溶性或醇溶性而乙醚不溶性的挥发性成分。当归可增强血液供应。中性油对实验性心肌缺血亦有明显保护作用；当归中阿魏酸钠具有抑制血小板聚集、抗血栓形成、抗贫血、促进血红蛋白和红细胞生成的作用；当归中性油总酸有增强巨噬细胞吞噬功能和促进淋巴细胞转化作用；藁本内酯具有明显平喘作用；当归多糖有明显提高细胞吞噬功能及调节机体非特异性免疫功能的作用，并具有抗补体作用；酚性酸有抑菌作用，茎叶油镇痛作用明显；总酸镇静作用较强；当归对保护肝细胞和恢复肝功能也有一定作用。

美容保健小护士

现代科学发现，当归水溶液有极强的抑制酪氨酸酶活性作用，酪氨酸酶能产生致人雀斑、黑斑、老年斑的黑色素，其活性愈高，则老年斑出现愈早，而且数量也多。当归可以抑制这种酶的活性，可延迟衰老体征的出现，使人青春常驻。

另外，美国人把当归作原料，提制“当归液”注入人体，可使宇航员在宇宙太空中血液循环正常，而不影响在太空的生存。

由此可见，当归具有治疗粉刺、黄褐斑、雀斑及发挥太空医学保健作用。

现在介绍几个当归美容保健的简单方法：

1. 每次取当归 10～20g，泡开水冲服，虽然中药味大些，但因吸收好，营养最全面，是补血益气抗衰老的最好方法。

2. 当归粉 5g 加纯净水，调糊状敷脸，可美容美白，抗衰老。

3. 当归粉加白茯苓粉加纯净水。可美白，抗衰老，增加皮肤弹性。

4. 芝麻＋当归粉。黑芝麻（炒熟）120g，当归粉 250g，每次饭后吃一勺，每日吃三次。具有滋补肝肾、养血润肤的作用。

5. 珍珠粉＋当归粉＋蜂蜜＋酸奶，（有痘的朋友还可以加上绿豆粉）调成糊状，敷脸，停留 25 分钟洗去即可。

其他常用的补血药

常用的补血药还有：熟地黄、白芍、阿胶、何首乌、龙眼肉。

3 活血之最——丹参

丹参用药历史悠久。始载于东汉《神农本草经》，被列为上品。因其味苦色赤入心经血分，故取名“丹”，又因其有益养之功，与参类相似，故以参名之。

在我国本草文献中，丹参还叫红根、大红袍、血参根、红丹参、紫丹参、紫参、七里麻、奔马草、血盆草、雪见草、叶下红、活血草、佛光草等。

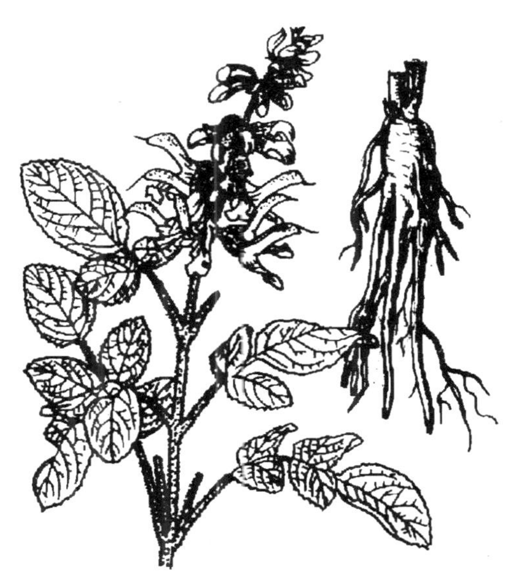

目前，丹参应用十分广泛，被制成各种剂型，如复方丹参注射液、丹参注射液、复方丹参滴丸、复方丹参片、丹参酮片、丹参舒心片、丹参酮油膏等，受到广大患者的好评。

“一味丹参，功同四物”

四物汤由当归、地黄、川芎、芍药组成，是中医妇科补血调经之名方，以方中仅有四味药物而得名，四物合用，具有补中有通，补而不滞之效。但有一味中药，其功能即等同于四物汤，这就是丹参。

《妇人明理论》中说：“四物汤治妇人病，不问产前产后，经水多少，皆可通用。唯一味丹参散，主治与之相同。”对此，李时珍还专门在《本草纲目》中作过论述：“盖丹参能破宿血，补新血，安生胎，落死胎，止崩中带下，调经脉，其功大类当归、地黄、川芎、芍药故也。”

丹参都有哪些功效

丹参味苦、性微寒，入心、肝经，功能祛瘀止痛，活血通经，清心除烦。用于瘀血所致的月经不调、闭经痛经、胸腹刺痛、热痹疼痛、疮疡肿痛、心烦不眠以及肝脾肿大、心绞痛等。

丹参专入血分，具有活血祛瘀的功效，可以治疗瘀血所引起的各种病症。著名方剂丹参饮，由丹参、檀香、砂仁三味药组成，可治疗因瘀血所引起的心腹、胃脘各种疼痛。现今多用丹参配伍降香、赤芍、川芎、红花等，治疗冠心病心绞痛，疗效较好。中医学一般认为丹参药性偏寒凉，对于血热瘀滞者较为合适。如果属于血瘀偏寒，应当适当配温里药。

丹参也是一味妇科良药。对血瘀经闭、痛经、月经不调、产后瘀滞腹痛，可单用本品粉末，陈酒送服。这就是《妇人明理论》中所说的一味丹参散，即用“丹参洗净，切晒为末，每服两钱，温酒调下”。

本方除治疗妇科症状外，还可治“冷热痛，腰脊痛，骨节烦痛。”

丹参具有除烦、安神的功效。如《滇南本草》记载其“补心定志，安神宁心，治健忘怔忡，惊悸不寐”。中成药天王补心丸，即用丹参与茯苓、酸枣仁、远志、柏子仁等同用，治疗虚烦失眠、心悸、健忘等症。

丹参性寒，故有清热凉血作用。《温病条辨》之清营汤，用丹参配生地黄、玄参、连翘、淡竹叶等。治疗温热病之高热、烦渴、谵语、烦躁、不寐等症。

丹参即可补血又可活血，更因药性寒凉而又可凉血，因而对血分疾病有多方面的作用。近代用丹参治疗各种紫癜有效，如血小板减少性紫癜，可配伍当归、红花、益母草、川芎、鸡血藤等；过敏性紫癜，配牡丹皮、桃仁、红花、当归、黄芪等。

丹参具有多方面的药理作用：对心血管系统，可增加冠脉血流量，降低心肌兴奋性和传导性，对心肌缺血缺氧所致的心肌损伤具有明显的保护作用；改善微循环，降压，降脂，保护心肌细胞等；对血液，可改善血液流变性异常，抑制凝血，激活纤溶系统，抗血小板聚集和血栓形成，稳定红细胞膜；对肝脏有促进肝细胞再生作用及抗肝纤维化作用；对免疫功能，具有改善机体免疫的作用；对中枢神经系统有抑制作用；同时还有抗菌、消炎、抑制肺纤维化、促进创伤愈合、调节组织修复和再生、抗肿瘤等作用。

经典配伍

1. 加牡丹皮——阴虚血热，低热不退或热入营血，斑疹或热痹关节红肿疼痛。

2. 加降香、三七——冠心病心绞痛属气滞血瘀者。

3. 加香附——痛经属气滞血瘀者。

4. 加当归——产后恶露不尽。

5. 加五味子、酸枣仁——神经衰弱属心气不足者。

6. 加葛根——糖尿病，症见舌质暗或有瘀点、瘀斑者。

7. 加三棱、莪术——腹中包块属血瘀者。

8. 加茵陈蒿、郁金、板蓝根——急慢性肝炎属肝经湿热者。

9. 加乳香、没药、桃仁——宫外孕及血瘀腹痛，经闭。

10. 加连翘、金银花——痈肿疮毒。

11. 加鸡血藤、当归、玄参——血栓闭塞性脉管炎初期。

12. 加鸡血藤、磁石——高血压属肝经郁热者。

13. 加檀香——瘀血胃痛，心绞痛。

14. 加川芎——缺血性中风，脑血栓形成。

食疗妙用

1. 田七丹参

三七 100g，丹参 15g。水煎取浓汁，加白糖适量，干燥成颗粒。每次 20g，温水溶化饮。亦可将二药研为细末，每次 10g，加糖适量，泡茶饮。本方用二药活血化瘀，降血脂，增加冠脉流量。用于冠心病心绞痛。

2. 丹参饮

丹参 15g，檀香、砂仁各 5g。以水先煎丹参，后下檀香、砂仁煎沸饮。可加适量红糖调味。本方以丹参活血化瘀，檀香、砂仁行气止痛。用于血瘀气滞，脘腹疼痛。现亦用于冠心病心绞痛。

3. 丹红酒

丹参 60g，红花、月季花各 15g。以白酒 500 毫升浸渍。每次饮 1

~2 小杯。本方以三者活血化瘀、调经。用于血瘀经闭，月经不调，痛经。亦用于冠心病心绞痛。

4. 丹参玉楂饮

丹参、玉竹、山楂各 15g。煎水饮。本方以丹参活血化瘀，并同玉竹、山楂降血脂。用于冠心病心绞痛，动脉粥样硬化，高脂血症。

特别提示

丹参入心、肝经之血分，凉血活血，祛瘀生新，两达心肝，性质平和，为调和心肝血分之要药。

丹参、川芎均为活血之品，同可治疗瘀血诸痛，然川芎性温，以治寒凝气滞血瘀之症为良；而丹参性寒，以治血热瘀滞为佳。且川芎能祛瘀止痛，善治疗头痛；而丹参清心安神，还可治疗血热神昏。

丹参与郁金同治胸胁疼痛和神智异常，但丹参重在活血止痛、凉血安神，而郁金重在理气止痛，芳香开窍。

丹参反藜芦，孕妇慎用。

个别患者会出现胃痛，食欲减少，口咽干燥，恶心呕吐，这与丹参能抑制消化液的分泌有关，此时宜停药，并可口服胃舒平，普鲁苯辛等药，重者可皮下注射阿托品；个别晚期血吸虫肝脾肿大患者，在服用大剂量丹参后会发生上消化道出血，应停用丹参，并给予止血剂、维生素等。

丹参可引起过敏反应，表现为全身皮肤瘙痒，皮疹，荨麻疹，有的还伴见胸闷憋气，呼吸困难，甚则恶寒，头晕，恶心，呕吐，烦躁不安，随即面色苍白，肢冷汗出，血压下降，乃至昏厥休克等。应立即肌注肾上腺素或地塞米松以及抗过敏药。

其他常用的活血药

川芎、延胡索、郁金、姜黄、乳香、没药、五灵脂、红花、桃仁、益母草、牛膝、泽兰、鸡血藤、王不留行、月季花、凌霄花、土鳖虫、马钱子、自然铜、骨碎补、血竭、儿茶、刘寄奴、莪术、三棱、水蛭、斑蝥、穿山甲。

4 清热解毒之最——金银花

金银花的“故事”

金银花为忍冬科多年生半常绿缠绕性木质藤本植物忍冬的花蕾。金银花牵藤挂蔓，对节生叶，四时青葱，夏季花开不绝，清香宜人。因其“初开者，蕊、瓣俱白，经二三日，则色变黄，新旧相参，黄白相映，故呼金银花”。地方别名还有二苞花（浙江）、双苞花、金藤花、二花、忍冬花（通称）、苏花、通灵草（河南）、二宝花（福建、江西、湖南）、茶叶花（山东）、鸳鸯花（福建、湖南）。

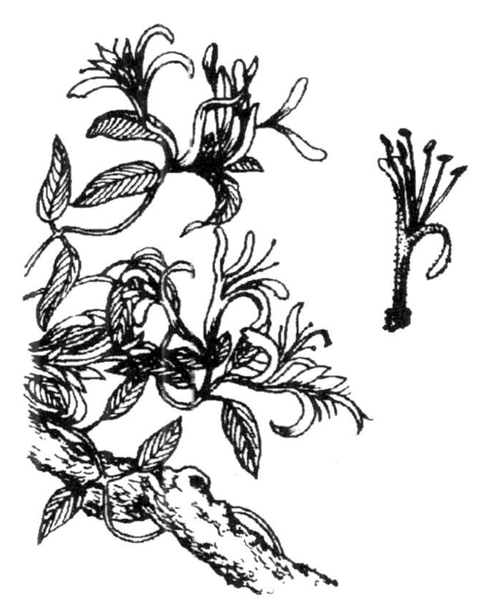

古代有一首情歌：“天地氤氲夏日长，金银二宝结鸳鸯。山盟不与风霜改，处处同心岁岁香。”把形影不离的

情侣比喻成鸳鸯花。关于金银花民间还流传着一个美丽的传说。

相传在丁香河边，住着一对孪生姐妹，姐姐叫金花，妹妹叫银花。一天黄昏，姐妹俩忽然看见对岸有只狼正在追赶一位遍体鳞伤的瘦弱女子，就前往解救。可是这位叫卓玛的女子伤势很重，周身发热，全身红斑，必须到深山野林中寻找一种“仙草”才能治好。于是金花带上干粮上山寻找，不幸途中遇难。银花为了卓玛的病早日痊愈，又上山采药，终于将这种“仙草”采回，卓玛的身体很快康复。由于银花途中过于疲劳，身染重病，匆匆离开人世。为了不忘金花和银花姐妹俩的救命之恩，卓玛在金花、银花坟墓前种下了这种仙草，每年夏天就开花，先白后黄，交相辉映。从此，人们便把这种仙草取名为“金银花”。

金银花入药原名忍冬，首载于陶弘景《名医别录》，《药性本草》、《新修本草》、《本草拾遗》等均以忍冬之名收录记述。金银花之名首次出现在《苏沈良方》中，有关金银花人工栽培的最早记载亦见于该书，其卷九有“可移根庭栏间，以备急”。早期药用主要使用忍冬的茎叶，后逐渐发展至以花入药，且由采集野生品为主发展至大面积种植。

产地分布及种植

金银花为忍冬科忍冬属忍冬、红腺忍冬、山银花、毛花柱忍冬四种木质爬藤植物的花，植物忍冬除西藏、新疆、青海、宁夏、内蒙古、黑龙江和海南外，全国均有分布。产地主要集中在山东和河南两省，山东产量最大，习称“东银花”，河南所产者习称“密银花”。广东、广西、湖南等产者（山银花以广东、广西为主，红腺忍冬以湖南、广西为主，毛花柱忍冬以广东、广西为主）统称山银花及土银花。

河南封丘金银花有1500多年的种植历史，对此梁代著名医学家陶宏景所著《名医别录》有明确记载。封丘金银花蕾粗长肥厚，色泽艳丽，药用价值和保健作用很高。1980年，国家中医药管理局在考察了封丘的土壤、气候等条件之后，投巨资在封丘设立了金银花生产基地。金银花是抗“非典”中成药中首选的一味，在抗“非典”斗争中，封丘金银花因其品质好而倍受医药界和广大消费者青睐。

独特的地理环境，独特的管理方式，成功驯化了封丘金银花独特的直立性能，而有利于通风透光，吸收养分，使得封丘金银花个大花肥，色鲜货绿，药用成分高，其质量位于全国同类产品之冠。重要成分绿原酸含量达4%~6%，总黄酮达2.14%。2003年1月封丘县金银花获得原产地标记注册保护，成为中草药中名副其实的精品。

封丘金银花以其悠久的历史，卓越的品质，受到国内外众多厂商的青睐，每年销往国外的封丘金银花在80%以上，同时还被国内一些知名大型制药企业定为药源基地，封丘金银花正在为中药现代化和人类的健康做出更大的贡献。

山东省平邑县是闻名的“中国金银花之乡”、金银花原产地和主产区，金银花种植已有200多年历史，面积超过42万亩，产量占全国的60%以上，流通量占全国的70%以上。经过长期培育，现已有平花一号、平花二号、九丰一号、大毛花、鸡爪花等产量高、品质好、抗病力强的优良品种。平邑金银花花蕾肥大，色泽纯正，味道清香，内含黄酮类、肌醇、皂甙等多种成分，有些成分如皂甙为外地金银花所没有。

山东省费县，野生金银花起于何时，不可考据。清光绪二十二年编修的《费县志》载：“花有黄白，故名金银花。从前间有之，不过采以代茶。至嘉庆初，商旅贩往他处，辄获厚利。不数年，山角水湄栽植几遍。”据此可以断定，金银花在本地人工栽培历史已近200年了。费县属北温带落叶果树区。金银花的生长习性近似果树，适宜生长。这里地处中纬度地区，属暖温带东南亚季风大陆性气候，具有四季分明、年温高、日照长、降水量少而又集中的气候特点。费县金银花具有花蕾肥大、色泽纯正、味道清正等特点，而且有效成分含量高。

外形特征及商品分类

红腺忍冬：长2.5～4.5cm，直径0.8～2mm。表面黄白至黄棕色，无毛或疏被毛。萼筒无毛，先端5裂，裂片长三角形，被毛。开放者，花冠下唇反转。花柱无毛。

山银花：长1.6～3.5cm，直径0.5～2mm。萼筒和花冠密被灰白色毛，子房有毛。

毛花柱忍冬：长2.5～4cm，直径1～2.5mm。表面淡黄色微带紫色，无毛。花萼裂片，短三角形。开放者花冠上唇常不整齐，花柱下部多密被长柔毛。

金银花按产区分为密银花、东银花和山银花，前两者均来自忍冬这一植物，后者山银花主要来自其余三种植物的花。

东银花：其商品特点为花蕾较密银花短，色蜜黄或浅黄，少有青白色，香气不及密银花，常夹有少量枝叶，产量最大。

密银花：其商品特点为花蕾较长，多呈黄青色或绿白色，香气较浓，握之有顶手感。

山银花及土银花：系产于非主产区之杂路银花，多为野生品，且常为山银花、红腺忍冬、毛花柱忍冬等的花蕾或开放的花。其商品花蕾常皱缩细小，梗叶多而质脆，气亦清香。

金银花的药材与饮片是一种东西，没有经过特殊加工。但过去亦有将金银花炒炭入药，现已少用。

《名医别录》中说："忍冬，煮汁酿酒饮，补虚疗风。可长年益寿，可常采服，而仙经少用。凡易得之草，人多不肯为之，更求难得者，贵进贱远，庸人之情也。"这段话一方面说明了忍冬、金银花是好药，另一方面也指出了人们在用药方面"追贵求高，舍近求远"的普遍心态。价高不一定是好药，价低亦不一定是不好药。等价等值的情况也经常是不存在的。金银花虽然价廉，但疗效显著，所以依然作为养生上品被收录。

金银花味甘、性寒，归肺、心、胃经，具有清热解毒、散风热之效。用于痈肿疔疮，喉痹，丹毒，热毒血痢，风热感冒，温病发热等。

金银花是治疗各种疔疮肿毒的有效药物，故称为"消肿散毒治疮要药"。治疗疔疮肿毒即可内服也可外用。可单味煎汤内服或用鲜品捣烂外敷。也常与蒲公英、野菊花、紫花地丁等同用，加强解毒消肿的作用。如果配以薏苡仁、黄芩、当归等药，也可用于治疗肠痈（阑尾炎）。

对于各种热病初起和外感风热，身热或微感恶风及发斑发疹等，金银花可与连翘、淡豆豉、薄荷等同用，如银翘解毒丸；对于热毒较重，并发咽痛、腮肿（急性咽喉炎、急性腮腺炎），可与黄芩、大黄、黄柏、板蓝根等同用。

与石膏、知母、连翘等配伍，用于热病引起的壮热、烦渴、脉洪大等症（中医称之为热入气分）；与牡丹皮、生地黄配伍，用于热病出现皮肤斑疹、舌绛而干、烦躁少寐等症（中医称之为热入营血）。

金银花可治疗湿热痢疾泄泻（急性细菌性痢疾、中毒性肠炎等）。轻症单煎频服即可，重症可用金银花配白头翁、黄连、木香等。

将金银花加水蒸馏制成金银花露，有解暑清热的作用，可治疗小儿热疖、痱子等症，还可作为夏季解暑的饮料，可预防中暑、感冒及肠道传染病。

现代研究发现，金银花主要成分为绿原酸、异绿原酸，以及木犀草素、忍冬苷、肌醇、皂苷、鞣质、挥发油等。

金银花有较强的抗菌作用和较广的抗菌谱，对痢疾杆菌、大肠杆菌、白喉杆菌、肺炎双球菌、葡萄球菌等均有较强的抑制作用。对皮肤真菌亦有抑制作用，对钩端螺旋体、流感病毒及致病霉菌等多种致病微生物也有抑制作用。拮抗内毒素，对内毒素有直接摧毁作用。

此外，金银花的茎枝也可入药，称之为忍冬藤，也叫银花藤。味甘，性寒，归肺、胃经，有清热解毒、疏风通络的作用，常用于治疗温病发热，热毒血痢，痈肿疮疡，风湿痹痛，关节红肿热痛，屈伸不利等。煎服用量 15～30g。

常用治病方

1. 银翘汤

金银花 15g，连翘 9g，竹叶 6g，生甘草 3g，麦冬 12g，生地 12g，水煎服。

具有透表清热之功效。用于温病初起及外感风热。

2. 五味消毒饮

金银花 10g，野菊花、蒲公英、紫花地丁、紫背天葵各 5g，水煎服，药渣敷患处。

具有清热解毒，消散疔疮之功效。用于火毒结聚的痈疮疖肿。

3. 四妙勇安汤

金银花、玄参各 90g，当归 30g，甘草 15g。

具有清热解毒，活血止痛之功效。用于血管闭塞性脉管炎，症见患肢暗红微肿灼热，溃烂腐臭，疼痛剧烈等。

4 金银花酒

金银花 50g，甘草 10g。将上药用水 500ml，煎取半碗，再加入黄酒 150ml，略煎，早、中、晚各服用一次，重者一天 2 剂。

具有清热解毒之功效。用于痈疽、疮毒。

食疗妙用

1 银菊茶

金银花 15g，杭菊花 10g，茶叶 5g。将上述 3 种原料分别用清水冲洗一遍，沥干，放入杯中，加入开水 500ml，盖好。代茶饮，每天 4 ~ 5 次。

具有清热解毒，平肝明目，生津止渴的功效。用于疮疡痈疖、热痱、高血压、头晕目眩、口苦目赤等。

2 银花冬瓜皮饮

金银花、冬瓜皮各 30g，用清水 1000ml 浸泡半小时，小火煎煮 20 分钟，去渣，加入白糖，代茶饮，每天 3 ~ 4 次，连用 2 ~ 3 天。

具有清热解毒，润肺止咳，利水消肿之功效。用于老人气管炎咳嗽，小儿热痱，急性肾炎水肿。

3 银花红糖茶

金银花 30g，红糖 30g。金银花冲洗，加水煎煮 2 次，每次加水 200ml，煎煮 20 分钟，两次合液约 300ml，加入红糖，烧开。代茶饮，每天 4 ~ 5 次。

具有清热解毒，收敛利尿的功效。用于急性肠胃炎，湿热菌痢。

市场前景广阔

随着时代科技的发展，金银花的应用范围逐渐扩大。李时珍指出："用它煮汁酿酒，服之，有'轻身长年益寿'之效。"金银花是一种无毒性的药用植物，随着国际市场的开放和种植的规范化，金银花及其保健制品的需求量不断增加。市场经常见到以金银花为原料生产的保健产品，如：忍冬酒、银花茶、忍冬可乐、金银花汽水、银花糖果和银仙牙膏等。用金银花制成的金银露，清凉爽口，是夏季清热解暑的好饮料。以它为主要原料的银仙牙膏，对防治口腔疾病也有较好效果。

金银花品种资源丰富，对环境要求也不太严格，全国大部分地区均可生长。金银花根深，枝叶茂盛，生长较快，能防止水土流失，净化空气，适宜在荒山、田埂、堰边、堤坝、盐碱地、房前屋后及城市空地种植。

据研究，金银花对氟化氢、二氧化硫等有毒气体有较强的净化作用，随着环境污染的加重，金银花必将越来越受到人们重视。

金银花也可作为观赏花卉从室外进入到室内盆栽。农村庭院和城市居室种植金银花，一则可以美化环境，二则可以净化空气，三则可以获得一定的经济收入。金银花适应性强，种植管理方便，作为庭院种植和盆栽花卉，发展前景广阔。

金银花内含有丰富的氨基酸、葡萄糖、维生素和微量元素，同时其主要药效成分绿原酸等具有抗菌消炎作用，对兔、鸡等牲畜有防病治病的功效，因此，金银花也是一种良好的饲料添加剂。

此外，金银花在化妆品、植物杀虫剂等方面也有应用。由此不难看出金银花的确是一种集生态、观赏与经济价值为一体的绝佳品种。

金银花选用小窍门

选购金银花以身干，色清白，香气浓，无开放花，无杂质，握之顶手者为佳。

金银花来源较为广泛，通常认为以忍冬的花蕾为正品，质佳。但近年来也有喜用其他植物花蕾者，认为其有效成分含量较高。在各产地商品中，历来以密银花为最佳，山东金银花质亦佳，其他则质次。

金银花伪品不易看到。但掺伪现象在药材市场较为常见，主要往金银花中掺上白糖及其他一些粉末状的白粉，来增加重量。所以购买时，要抓上一把金银花掂一掂，看一看，尝一尝。掂得时候感觉一下是否发沉；摸摸金银花是否发黏；尝尝手指是否有甜味；看看手上是否沾有粉末。一般干净的金银花是很轻的，且不会黏手。

金银花易受潮、发霉、虫蛀。所以应充分干燥后，贮藏于木箱、纸箱或坛罐内，密封，置阴凉干燥处。

其他常用的清热解毒药

连翘、穿心莲、大青叶、板蓝根、青黛、贯众、蒲公英、紫花地丁、野菊花、重楼、拳参、漏芦、土茯苓、鱼腥草、金荞麦、败酱草、射干、山豆根、马勃、青果、锦灯笼、金果榄、木蝴蝶、白头翁、马齿苋、鸦胆子、地锦草、翻白草、半边莲、白花蛇舌草、山慈菇、熊胆、千里光、白蔹、四季青、绿豆。

5 止血之最——三七

为什么叫三七

三七为五加科多年生草本植物三七的根，与人参、西洋参并称人参属植物三大名贵药材。始载于《本草纲目》，名三七、金不换。李时珍说因其味如人参，故有人参三七之名。

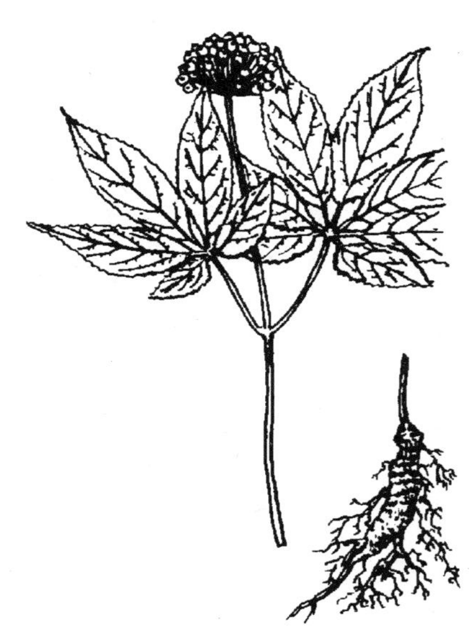

由于三七为跌打损伤、止血定痛的神药，“价与黄金”。民间有“止血金不换”的别名，以示其价值的昂贵。关于三七名称的来源主要有两种解释：三七的叶子状如手掌，绕茎而生，每张叶子由 3 ~ 7 枚长圆形的小叶组成，故名三七；另一种解释是：三七的成熟期较长，一般至少需要三年后才能入药，以生长七年的为上品，故名三七。

民间还有一段传说是属于后一种解释的。相传有一叫张二的青年，患了一种疾病，口、鼻经常出血不止，虽经多方治疗，仍无疗效。一天，一位姓田的医生从此经过，他取出一种草药的根，研成末给病人吞下，结果不大工夫，流血竟然止住了。张二一家非常感激，定要医生留下这种药的种子，于是医生就给了他们种子。一年之后，张二家的这种草药长得非常茂盛。恰巧，知府大人的独生女患了出血症，也是多方治疗不见好转，无奈只好贴出告示：凡能治好女儿病者，招其为婿。告示贴出后，张二带上自种的草药，二话没说，拿出草药研末就给小姐服下。谁知不到一个时辰，小姐竟死了。这可惹了大祸，知府大人命差役将张二捆起来，严刑拷打，逼他说出是怎样毒死女儿的，张二讲出实情。知府大人听了，即命人捉拿姓田的医生，不几天田医生被捕了，定他为“谋害杀人”罪。临刑这天，田医生大声辩解，刚好一位大人路过此地，问及此事，田医生解释说：“此药对各种出血症都有效，但必须生长三至七年才能有效。张二所用之药，仅长满一年，根本没有药性，当然救不了小姐。”说罢，他从差役手中要过利刀，在自己大腿上划了一刀，鲜血直流，他从药袋中取出药，内服外敷，即见血止痂结，在场众人惊讶不已，知府大人无话可说，只好放了田医生。为了让人们记住这一惨痛教训，故把这种药称为“田三七”，“三七”表示必须生长到3~7年，才能入药。

止血圣药——三七成就了云南白药

云南白药是驰名中外的伤科圣药。据说，抗日战争期间，由于日本侵略者的严密封锁和国内医药资源的匮乏，导致抗日前线缺医少药，尤其是用于枪伤刀伤的药品更是奇缺。云南白药的出现挽救了数以万计的抗日勇士的生命，立下奇功。而三七便是其中重要的一味药材。

三七味甘，微苦，性温，可入肝经和胃经，具有止血化瘀，活血止痛的作用。临床上主要用于体内外各种出血，以及跌打损伤，瘀滞肿痛等症。

现代研究发现：三七主要含皂苷类止血活血物质，黄酮类化合物，生物碱，蛋白质，糖类，脂肪油，挥发油，树脂，游离氨基酸，谷甾醇，胡萝卜素等。其中所含皂苷总量明显高于人参和西洋参。

三七根的水浸液、三七粉均可缩短凝血时间和凝血酶原时间而发挥止血作用；三七总皂苷能明显降低动脉血压和外周血管阻力，增加心输出量和减慢心率，降低心肌耗氧量；三七总皂苷能促进脱氧核糖核酸和蛋白质的合成，从而提高身体素质。

运动员服用三七，可以增强训练强度，提高竞技水平，这在摔跤、拳击、体操、游泳、中长跑、柔道等比赛项目训练中得到了很好的证实。

同时三七还具有抗炎、镇静、免疫调节及血糖调节作用，现在广泛应用于高血压、冠心病、脑动脉硬化、重型肝炎、慢性肝炎、抗栓防衰、颅脑外伤、眼前房出血等疾病的治疗。

哪里的三七最好

三七药材商品主要为人工栽培，集中在西南及华南一些省区，其他地区不产。主要分布于云南、广西，广东、四川、江西、福建等地亦有栽培。其中以云南、广西两省产量大，质量优，为道地药材。三七是云南、广西的传统名贵药材，其主产区在云南的文山和广西的靖西县。

三七药材的种植与采收

三七是一种十分娇嫩的植物，对光和水分的要求很苛刻，不能过多，也不能过少。因此，在长达 3 年的生长过程中，更需要人们的精心管理和细心呵护，稍不留神就会颗粒无收。为此，文山州专门成立了文山州三七研究所来对其进行专门的研究，了解它们的脾气，研究它们顺利成长的方法。在三七栽培过程中，人们需要经过选地、整地、播种、定植、施肥、防治各种病虫害等一系列的管理，才能获得丰收。

一般在立秋前后采收生长 3 年以上的三七植株。起挖前 10 天先要剪去地上茎叶，选择晴天起挖，防止损伤主根，起挖后除去茎杆并洗净，剪下须根，晒 2 ~3 天，发软时，剪下支根，称“筋条”，再剪下芦头，称“筋口”，分别晒干。主根经揉搓，暴晒至干，再搓揉，反复多次至坚实全干。

立秋前后采收的三七称“春三七”或“春七”，质量好。而在 12 月至翌年 1 月开花结果后采挖者称“冬七”，质量较次。

市场常见三七

1. 三七药材：略成纺锤形或圆锥形，长 1 ~6cm，直径 1 ~4cm。表面灰黄色（俗称“铁皮”）或灰棕色（俗称“铜皮”），顶端有茎痕，周围有瘤状突起，俗称“狮子头”，侧面有支根。质坚实，击碎后皮部与木部常分离。横切面灰绿、黄绿或灰白色（俗称“铁骨”），皮部有细小棕色小点，称树脂道，皮部与木部分离。气微，味苦而后微甜。

2. 三七饮片：为不规则薄片，切片灰绿、黄绿或灰白色，皮部与木部常分离，皮层内可见棕色小点，质坚实。另外，还有具体的关于三七的“筋条”（支根）、“剪口”（芦头或茎基）的一些专业鉴别特征，可以向专家咨询。三七药材规格等级的划分一般以500克重的三七个数分等级。

3. 三七花：很多小花密集呈伞状排列在花葶的顶端，绿色。

三七经典配伍

1. 三七散

三七粉3g，米汤送服，治疗吐血；三七粉10g，米泔水调服，治疗赤痢血痢；三七粉3～6g，淡白酒调服，治疗大肠下血；米醋调服涂三七粉，治疗无名肿痛。

2. 复方丹参滴丸

由丹参、三七、冰片加工而成，小滴丸，每次10丸，每日3次，口服或舌下含服。

具有活血化瘀，理气止痛的功效。用于气滞血瘀之胸痹，症见胸闷、心前区刺痛，冠心病心绞痛见上述症状者。

3. 云南白药

三七、麝香、草乌等。为保密方。用于跌打损伤，瘀血肿痛，吐血，便血，咳血，崩漏下血，疮疡肿痛及软组织挫伤，闭合性骨折，支气管扩张及肺结核咳血，溃疡病出血，以及皮肤感染性疾病。

4. 三七洋参散

三七粉、西洋参粉等量，每日1g，水送服，15天为1疗程。用于前列腺肥大的保健治疗。

5. 田七花粉

由三七花、三七叶、蔗糖加工制成的颗粒冲剂，每次1包，每日

2～3次，开水冲服。

具有清热凉血，平肝潜阳的功效。用于血热疮疖和肝热心悸烦躁、眩晕、头痛等。

6. 田七补丸

由三七、乌鸡、熟地黄、当归、党参加工制成蜜丸。口服，每次2丸，每日2次。用于气血不足引起的面色苍白，心悸气短，精神疲倦，体虚潮热，腰酸腿软，妇女产后失血过多。

食疗价值

1. 三七炖鸡

三七10g，母鸡1只，调料适量。将三七切片，母鸡去毛杂，洗净，置三七于鸡腹中，放入锅中，加清水适量，文火炖沸后，加葱、姜、椒、盐各适量炖至鸡肉烂熟后，味精调服，每周1～2次。具有益气活血，化瘀止痛之效，适用于血瘀腹痛，产后恶露不尽，腹痛，痛经等。

2. 三七阿胶粥

三七5g，阿胶10g，大米50g，白糖适量。将三七研为细末，阿胶捣碎备用。先将大米淘净，加清水适量煮粥，待熟时调入三七、阿胶，煮至粥熟服用，每日1～2次。具有活血化瘀，养血止血之功效，适用于血瘀崩漏。

3. 三七蛋汤

三七5g，鸡蛋1个，调料适量。将三七研成细末，鸡蛋打入碗中调匀。锅中加入适量清水煮沸后，调入葱、姜、椒、盐各适量，煮沸，纳入蛋汤调匀煮沸即可，每日1～2次。有化瘀止血之效，适用于上消化道出血。

4. 三七人参酒

三七 15g，人参 10g，刺五加 30g，白酒适量。将诸药用清水适量浸润后，共置入白酒中，密封浸泡 1 周后按各人酒量饮服。有益气养血，补益肝肾，化瘀止痛的功能，适用于肾虚腰痛。

5. 三七猪心

三七 10g，猪心 1 个，调料适量。将三七研成细末，猪心洗净，纳三七于猪心中，扎紧，置锅中，加清水适量，武火煮沸后，改文火煮至猪心烂熟，取出切片，调味服食。有养心益气，活血化瘀之效，适用于冠心病心绞痛。

6. 三七木耳肉汤

三七 10g，木耳、猪肉、调料各适量。将三七研成细末，木耳用水发开，洗净备用。将猪肉洗净，切片，锅中加清水适量煮沸后，加入葱、姜、椒、盐各适量，煮沸后，纳入猪肉、木耳等，煮至猪肉烂熟后，调入三七粉，煮沸，味精调味服食，每日 1 剂。具有养血化瘀之效，用于瘀血疼痛及中风后遗症。

三七食用提示

如果用水煎煮，一般用量为 3 ~ 10g；研末服用以 1 ~ 1.5g 为宜；药膳则可以每次用至 10 ~ 15g。

三七活血止血，孕妇慎用。

如何选购三七

1. 三七属于名贵药材，选购要注意鉴别真伪

混品是可以混作三七使用，而伪品则是老百姓常说的“假药”。

市场上有数种三七的混品，主要有菊三七和景天三七两种。这两种土三七的确有消肿，止血，解毒的功效。

菊三七：见于李时珍《本草纲目》，又叫“见肿消”。属菊科多年生草本植物菊三七的根茎，成拳形团块状，表面灰棕或棕褐色，亦有瘤状突起，但有明显的节，而三七无节。质坚实，断面淡黄色，皮层与木质部不分离，较易辨认分清。在华东地区一些家庭有栽种。

景天三七：为景天科多年生草本植物景天三七的根茎及根，或用全草。它长不高，叶小而肥厚，开黄花，在北方的山区极常见，完全没有真三七的特征。

藤三七是一种伪品，落葵科多年生藤本植物藤三七的块茎。其形近似真三七，亦有瘤状突起。但表面多皱纹，击碎后，皮部与木质部不分离，显白色粉性，质较脆，嚼之黏滑，易辨认。

2. 选购三七时，以“春七”为佳

药材应选个大，体重，质坚，表面光滑，断面灰绿色或黄绿色，味苦、微甘者。体虽大，但质轻，具皱纹或抽沟，不饱满者为质次。三七饮片亦应选片形整齐，外皮光滑，切面灰绿色或黄绿，皮层与木质部分离，皮层棕色小点明显者为佳。

附注：三七花

三七花，又称田七花，是三七全株中三七皂苷含量最高的部分。具有镇静安神、抗炎镇痛、降血压等药理作用，常用于治疗高血压、偏头痛、失眠等症。

三七花与人参花外形极为相似，但三七花作用远远强于人参花。人参花性温和，三七花性凉，这是两者最大的区别。市场上不乏有人用人参花假冒三七花，选购时应注意识别。

三七花适用人群：

（1）办公室白领，工作压力大，使用之后可减轻压力，预防心血管疾病的发生。

（2）很多在校学生晚上熬夜，睡不着，长期使用安眠药是不可取的，不妨用一下三七花，效果不错！

（3）天天使用纯净水是不科学的，使用三七花泡水可以补充人体必需的微量元素。

（4）对老年人高血压、高血脂、失眠等病症有很好的疗效。

注意事项：

（1）身体虚寒者慎用，因为三七花药性凉对虚寒之症有加重的作用，例如有些人一喝三七花就易感冒，流鼻涕。

（2）女性月经期间最好不要用，月经期间本不能食用凉性食品，加之三七花有活血化瘀的作用，容易导致月经出血过多。但若为血瘀型月经不调可用三七花活血化瘀调经。

（3）受凉感冒期间不宜使用，因为三七花性凉可加重感冒症状。

（4）孕妇尽量不要使用。

（5）不建议三七花与其它花茶一起使用，一般认为三七花单味使用效果最好，如果不习惯它的味道可适量加点冰糖。

其他常用的止血药

小蓟、大蓟、地榆、槐花、侧柏叶、白茅根、苎麻根、茜草、蒲黄、花蕊石、降香、白及、仙鹤草、棕榈炭、血余炭、藕节、艾叶、炮姜、灶心土。

6 芳香开窍之最——麝香

麝香的来源与品种

麝香为雄麝肚脐和阴茎之间腺囊的分泌物，干燥后呈颗粒状或块状，有特殊的香气且有苦味。

自古至今，麝香都是极为名贵的中药和香料。古人曾把麝香供为神品，用它“祛恶除邪”，同其他珍品长期为宫廷所专用。作为香料，麝香位列灵猫香、海狸香、龙涎香四大动物香料之首，以其芳香之性而名闻天下，被誉为“诸香之冠”。

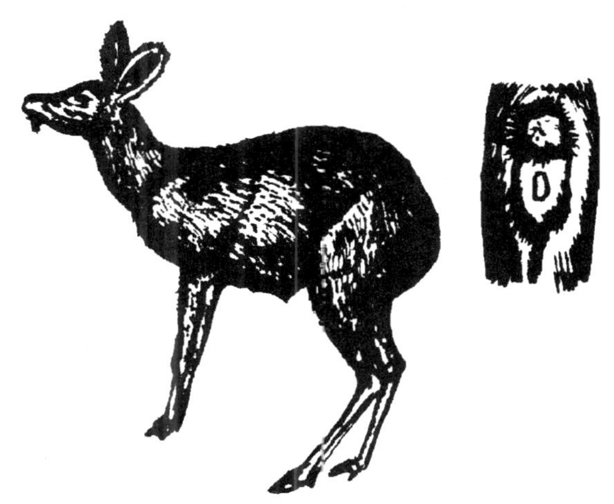

但是刚从香囊中取出的麝香，不但毫无香气，反而

有一种难闻的恶臭，所以日本人又冠以“四臭香”的别名。

这是为什么哪？原来是它的香气太浓的缘故，如果加以高倍稀释，就会散发出馥郁的芳香来。

麝属鹿科动物，体形小，长65～95厘米，体重8～13公斤。体毛粗硬，曲折如波浪状，易折断。雌雄都无角。耳长直立，上部圆形。眼大，吻端裸露，无眶下腺。

雄麝上犬齿发达，露出唇外，向下微曲。四肢细长，后肢较前肢长；主蹄狭尖，侧蹄显著，尾短。

雄麝鼠蹊部有香腺囊，囊内分泌麝香，外部略隆起；香囊外毛细短，稀疏，皮肤外露，囊的外皮中央有2小口，在前面的为香囊口，在后面的为尿道，口外都有细毛一撮。体毛深棕色，体背体侧较深，腹毛较浅。下颌白色，颈两侧各有白色毛延至腋下，呈两条白带纹。颈背、体背有土黄色斑点，排列成四五纵行，在腰及臀部两侧的斑点，明显而密集。

栖息于多岩石的针叶林和针、阔混交林中。常独居，多于晨昏活动。食物主要为松树、冷杉、雪松的嫩枝叶，地衣苔藓，杂草及各种野果等。主要分布于东北、华北及陕西、甘肃、青海、新疆、四川、西藏、云南、贵州、广西、湖北、河南、安徽等地。现多为人工饲养。

怎样采集麝香

活麝取香：选取三岁以上的壮年雄麝，缚在取麝台上，腹部朝上。取香者以左手固定麝香囊（香腺囊），并分开囊口，右手持经消毒的取香匙，慢慢插入，深度视麝香囊大小而定，防止损伤香囊。插入后，轻轻转动取香匙，并向外掏取麝香，用盘盛装。取香后，用消炎药涂擦囊口，然后将麝放回。一般每年冬、春各取香1次。

过去多猎麝取香，在冬、春季猎取雄麝，连腹皮割下麝香囊，阴干。将毛剪短，即为“整麝香”，又称“毛香”。挖取囊中的麝香颗粒，称为“麝香仁”，又称“麝香”。

整麝香：呈球形、椭圆形或扁圆形，直径3~7厘米。开口面略平坦，密生白色或灰棕色的细短毛，呈旋涡状排列，中央有一小孔，直径约2~3毫米，去毛后显棕色的革质皮。另一面为黑棕色的皮膜，无毛，手捏略有弹性。用剪刀剪开，可见中层皮膜，呈银灰色且透明，习称“银皮”，内层皮膜呈棕红色，习称“油皮”，再内包含有颗粒状及粉末状的麝香仁。质较柔软，有特异的香气。

麝香仁：鲜时呈浓厚黑褐色软膏状，干后为棕黄色或紫红色粉末，并偶尔夹有细毛。其中呈块状颗粒者习称“当门子”，为不规则圆形或扁平状，多呈紫黑色，微油，麻纹，油润光亮。质柔有油性，手捻成团而不粘手、不结块，手放开后立即松散弹起。有强烈而特异的香气，味微苦而略辣。均以质柔软、有油性、当门子多、香气浓烈者为佳。

名药配名方

麝香是一种极为名贵的中药，在我国已有2000多年的药用历史。《神农本草经》将其列为上品，释名射父、香獐。其后历代医书、本草，如《名医别录》、《本草纲目》等均有记载。东汉名医华佗，曾将麝香与丁香、檀香等置于香袋中，悬于屋内，据说可以治疗肺痨咳血。

麝香味辛，性温，归心、脾经，其香气浓烈，经久不散，为芳香开窍之首选药。主要有开窍醒神、辟秽、通络、活血化瘀、止痛、催产等功效。

麝香辛温，气极香，走窜之性甚烈，有极强的开窍通闭醒神作用，为醒神回苏之要药，最宜闭证神昏，无论寒闭、热闭，用之皆效。治疗温病热陷心包，痰热蒙蔽心窍，小儿惊风及中风痰厥等热闭神昏，常配伍牛黄、冰片、朱砂等药，组成凉开之剂，如安宫牛黄丸、至宝丹、牛黄抱龙丸等；用治中风卒昏，中恶胸腹满痛等寒浊或痰湿阻闭气机，蒙蔽神明之寒闭神昏，常配伍苏合香、檀香、安息香等药，组成温开之剂，如苏合香丸。

麝香辛香行散，有良好的活血散结，消肿止痛作用，内服外用均有良效。用治疮疡肿毒，常与雄黄、乳香、没药同用，即醒消丸，或与牛黄、乳香、没药同用；用治咽喉肿痛，可与牛黄、蟾酥、珍珠等配伍，如六神丸。

此外，用于治疗冠心病的麝香保心丸，治疗伤湿疼痛的麝香止痛膏，用于跌打内伤、风湿骨痛的七厘散等名方和成药都是以麝香作为主药。

现代研究发现，麝香含环状醇、酮类化合物，主要化学成分为麝香酮，天然麝香中含量约为1%～4%，为麝香具有浓郁香气的主要物质基础。此外尚有麝香吡啶、甾体类化合物、胆甾醇、氨基酸、多肽、蛋白质等有机成分和多种微量元素。

其药理作用主要表现为：对中枢神经系统小剂量兴奋，大剂量抑制，以及抗缺氧、脊髓兴奋、改善脑循环、镇痛的作用；心血管系统方面具有兴奋心脏、增加冠脉血流量、抑制血小板聚集、改善微循环、降血压、减慢心率等作用；对离体及在位子宫均呈明显的兴奋作用；还有抗炎、免疫调节及抗癌等作用。

麝香真伪识别的几种方法

麝香为贵重药材，易掺假，中药界对于其真伪鉴别具有丰富经验，今介绍几种：

（1）手试弹性：整麝香虽凝结坚固，但富有弹性，手捏微软，放手仍复原。检查有无异物及干燥程度时可取麝香仁少许，置于手掌中用指摩擦，不脱色，搓即成团，揉捏即散，不粘手，并发出浓烈香气者为佳。

（2）铁钎插探：以特制之铁钎插入囊内，体察有无异物抵触，若不挡针、涩针、香气浓烈并无先浓后淡情况，则为真品。

（3）槽针抽验：以制有沟槽的钉子，由香囊的开口处插入，四方搅抽，取槽观察，有细绒白毛，粉末子痕清楚，无锐角，自然疏松，呈蝇蛆状叠附生成者为真品；颗粒不规则，有锐角，无绒毛，枯燥无光泽者为伪品。

（4）火烧试验：取麝香粉少许，置于金属器皿上猛火加热，真者迸裂，香气浓烈四溢，燃烧后油点似珠，灰烬呈灰白色。若有植物性掺杂，加火即燃烧化烟而无香气油点，灰烬呈黑褐色；若系矿物性掺杂则无油点，灰烬呈赭红色；若有动物性掺杂，则加火起油泡如血块迸裂，无香气，而有焦臭气，灰呈紫红色或黑色。

（5）水中试验：取麝香少许，放入盛有开水的碗中，不立即溶化，而水仍微黄、澄清，去水后仍清香不臭者为真。

过去曾经发现有下列物质掺入麝香中：锁阳粉末、肝脏粉末、干燥血液、羊粪、淀粉、儿茶、铁末、砂土等。可用下列方法检识：

（1）取粉末少许，在显微镜下观察，若见有植物纤维及其他植物组织，可能为锁阳或其他植物性物质或羊粪等掺杂。

（2）取粉末少许加水煮片刻，过滤，滤液分为二份，分别加碘溶液及5%三氯化铁溶液，不得呈蓝色、蓝黑色或蓝绿色，否则为淀粉、儿茶等掺杂。

（3）取粉末少许入坩锅中烧之，真品的灰烬呈类白色。如显红色则有干燥血液或肝脏粉末掺杂。

（4）按药典方法进行灰分测定，真品的灰分不得超过8%，否则为有铁末、砂土等无机物质掺杂。

麝香资源的保护

完全靠猎麝取香，其结果只能是导致麝香资源日益匮乏，我国天然麝的数量已急剧减少。由于麝香的药用价值极高，且用途广泛，故身价昂贵。我国每年需要麝香3000～5000 kg，按每头雄麝产香10g计算，需每年捕杀30～50万头雄麝。目前收购的天然麝香只能满足需求的20%～30%，如果完全靠捕杀野生麝来取香，用不了两三年时间我国的野生麝就会绝迹。为了保护重要的野生动物资源，保持生物多样性，我国已把麝列为国家二级保护动物。

为了保证这一重要中药品种的药用资源，我国对麝进行了人工驯养并取得良好效果。1958年我国第一个养麝场在四川马尔康建立，并且自二十世纪50年代起，开始积极寻找麝香代用品的研究。现已取得的研究成果主要有：活体取麝香，每年冬春各取一次。“林麝饲养和活体取香”的研究获得1985年国家科技发明三等奖。人工麝香取代天然麝香，根据麝香的化学组成，人工合成麝香酮。二十世纪70年代初，卫生部与中国药材公司正式确立了人工麝香的科研课题。经协作联合攻关，人工麝香作为一类中药新药经卫生部批准生产使用（人工麝香于1994年获得新药证书），正式宣告人工麝香研制成功。

经研究表明，人工麝香与天然麝香药理作用及作用强度基本相同，临床表明人工麝香配制的中成药与天然麝香配制的中成药具有相同的作用，且疗效及安全性近似。人工麝香的应用是我国开发新药资源，重视濒危野生动物保护的成功范例。其他麝香代用品，如以灵猫香、海狸香代替麝香等。

附：中国香料

我国香料应用历史悠久，可以追溯到5000年前的黄帝神农时代，当时人们就已学会采集植物作为药品来祛疫辟秽。后来随着人们对自然的不断发现，就有了植物香料和动物香料之分，麝香就是动物香料的重要组成部分，其加工而成的香料早在唐宋时期就已远销海外。

麝香是一种高级香料，只需在室内放置一点，便会满屋飘香，经久不散。唐代诗人杜甫在《丁香》诗中吟道："晚坠兰麝中"。麝香还是配制高级香精的重要原料。古代文人、诗人、画家喜欢在墨汁中加少许麝香，制成"麝墨"写字、作画，其芳香清幽，令人神清气爽，还能起到防腐防蛀的作用。

其他常用芳香开窍药

冰片、苏合香、石菖蒲。

7 补阳之最——鹿茸

鹿茸为鹿科动物梅花鹿或马鹿的尚未骨化的幼角。鹿茸与人参齐名，一直以奇特功效而闻名于世，雅号“九春女”。鹿茸是补肾壮阳之佳品，《神农本草》将其列为中品，谓“主漏下恶血，寒热惊痫，益气强志，生齿不老。”

鹿茸药源

1. 梅花鹿

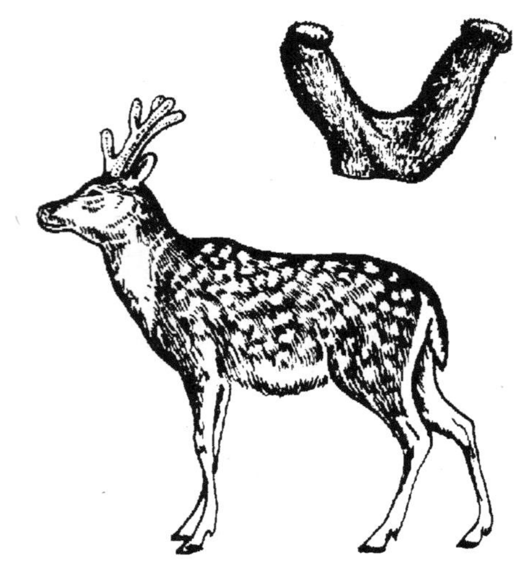

梅花鹿又名花鹿，是一种中型的鹿。雄鹿有角，每角具四叉，雌鹿无角。鼻端裸露部分不超过鼻孔间宽，眶下腺明显，呈裂缝状。耳大直立，颈细长，颈部和胸部下方有长毛。尾短，臀部有一块明显的白斑。四肢细长，后肢外侧踝关节下有褐色腺体，是为趾腺。主蹄狭尖，侧蹄小。雄鹿第二年开始生角，不分叉，以后每年早春脱换新角，增生一叉，至生四叉。眉叉斜向前伸，与主干成一钝角，第二枝不明显，主干在其末端再分两小枝。冬毛厚密，呈棕灰色或棕黄色，四季均有白色斑点，夏季白斑更明显。四肢毛色较淡，背部有深棕色的纵纹。头顶与颈部呈棕灰色，有白色斑点，斑点排列成行，沿背脊分成二列，体侧斑点自然散布，不成行列。尾背棕黄色，或发黑。鼻端裸露部分深棕色，鼻面及颊部毛沙黄色，嘴角、颏、眼四周有淡黄色毛。耳内毛白色，腹面毛白色。臀部的白色块斑有深棕色的边缘。鼠蹊部白色。夏毛薄，无绒毛，全身红棕色。

栖息于针叶及阔叶的混交林、山地草原和森林边缘。冬季在山地的南坡、低洼地和雪覆盖较少地方，春秋季则在平旷少树的地方，夏季常到较密的树林内，晨昏则在开旷田野、潮湿的地方，有时迁移到高山草原。

行动轻快迅速，听觉与嗅觉发达，视觉稍弱。以青草、树叶、嫩芽、树皮、苔藓、蕈等为食，春夏季喜食盐。人工饲养可用豆饼、面麸皮、高粱渣、玉米渣、豆类、豆皮和大麦渣、白薯秧、青草、花生秧、骨粉、盐为饲料。

分布甚广，东北、华东、华西等地山区均有。

梅花鹿是鹿科的成员，分布于东亚。范围从西伯利亚到韩国、中国东部和越南，在日本和台湾等西太平洋岛屿也有分布。日本的梅花鹿主要分布于北海道，十九世纪曾经被捕杀至几乎灭绝。二十世纪中开始立法保护，族群在 1950 年代到 1980 年代快速恢复。由于缺乏天敌（狼，在日本已灭绝），狩猎被鼓励来控制族群，限制鹿群对农业的伤害。梅花鹿也被引进到澳大利亚、欧洲和美国。原先的目的是作为公园装饰用的动物，但现在许多变成野生。

2. 马鹿

马鹿又名八叉鹿，为大型鹿的一种。体形较大，体重200公斤，身长2米余，背脊平直。鼻端裸露，有眶下腺，腺孔呈裂缝状。耳大而直立，成圆锥形。颈长，颈下被毛较长。尾短，具有软的尾毛。四肢细长，蹄大，成卵圆形，二侧蹄较长。雌兽无角，雄兽有角，其尖略向内弯成“U”字形。第一、二叉在眼睛上边，很发达，特称眉叉，其尖向上。角干相当长，角基隆起一圈，表面有粗糙的嵴突。毛色均匀，冬毛厚密，棕灰色，嘴和下颌毛色棕黑，两颊较浅，眼上有稀疏的刚毛，额上棕色，耳郭背黄褐色，内侧白色，颈上有鬃毛，颜色较深，为棕黑色，背脊上有一条棕黑色的背纹。体侧为黄棕色，臀部有一块黄白色斑。四肢背面和臀侧均为棕褐色，内面颜色较浅，鼠蹊部毛色白。夏毛较短，为赤褐色，脸、嘴与四肢内侧苍灰色。

栖息于较大的混交林里。性机警，善奔跑，听觉、嗅觉灵敏，视觉稍钝。日间活动，天亮前后活动最频繁。以草及树上的幼嫩枝叶为食。夏季向高山迁移，夏秋两季多在密林中觅食嫩的树叶，早春和冬季常出没于绿林，寻觅树枝，喜食盐。养鹿场饲养可用玉米、麸子、豆饼、小米、白薯叶、花生秧、树叶、柳叶等为饲料。群栖，经常三五成群活动，雄鹿平时独居，交配期雌雄同居。

广泛分布于我国的东北、西北以及西南地区。

马鹿是分布最广的鹿种之一，在亚洲、欧洲、北美洲甚至北非都有分布，是非洲仅有的两种鹿之一（另一种是黇鹿）。

鹿茸的采收

药用鹿茸主要采自两种鹿，一种是梅花鹿，另一种是马鹿。由于野生鹿资源日益减少，所以现在以养殖为主。

根据取鹿茸的方式不同分为锯茸和砍茸两种。将雄鹿第1次长出的圆形茸（还未分岔）锯下称“初生茸”；3～4岁的梅花鹿进入产茸期，以收取“二杠茸”（含有1个分岔）为主；5岁以上的梅花鹿收取“三岔茸”（长有2个分岔，连主干即为3个分岔）。一年中第2次锯取的茸叫“再生茸”，又名二茬茸；这些茸是在夏天割取的伤疤上重新长出来的。马鹿一般收取“三岔茸”和“四岔茸”。采茸时期及采茸的种类视生长情况而定。

锯茸：梅花鹿一般从第3年开始锯茸，“二杠茸”每年可以采收2次，第1次在清明后45～50天锯取，称“头茬茸”；采后50～60天第2次锯取，称“再生茸”；“三岔茸”则1年只能锯取1次，约在7月下旬。锯茸时要迅速，伤口应立即敷上止血药。

将锯下的茸立即进行烫炸等加工，随后阴干或烘干。这类加工为排血茸的加工方法，梅花鹿茸多加工为排血茸。

若将鹿茸锯下后，不要使茸内血液流失，马上封闭茸的锯口，并经过多次连续水煮或烘烤，通过茸皮渗透作用，散掉茸内水分，把茸血中的色素及干物质保留在茸体内，这称为带血茸的加工。

所以我们买到鹿茸片时，有的鹿茸片切面黄白色或白色，那是除去茸血的。有的茸片发红或红褐色，那是带血加工的茸片。国外喜欢用带血的，一般认为带血的质量好。

砍茸：此法现已少用，适用于生长6～10年的老鹿或病鹿、死鹿。老鹿一般在6～7月采收。先将鹿头砍下，再将鹿茸连脑盖骨锯下，刮除残肉、筋膜。绷紧脑皮，再将鹿茸固定于架上，反复用沸水烫，烫的时间较锯茸为长，约需6～8小时。烫后掀起脑皮，将脑骨浸煮1小时，彻底挖尽筋肉，用沸水烫脑皮至7～8成熟再阴干及修整。现在的砍茸多被用来观赏，它是很昂贵的，而且砍头取茸太残忍。

市场常见鹿茸

1. 花鹿茸

（1）锯茸：呈圆柱状分枝，多具一个侧枝（二杠），枝顶钝圆。主枝长14~20厘米，锯口直径3.3厘米；侧枝长9~15厘米，直径较主枝稍细。外皮红棕色或棕色，布有黄色或灰白色细毛茸。下部毛疏，上部毛密。锯口面白色，有蜂窝状小孔，外围无骨质。体轻，臭微腥，味微咸。有的具二个侧枝（三岔）或三个侧枝（四岔），其形较二杠为细，略呈弓形而微扁，侧枝较长，枝顶略尖，下部多有纵棱及突起的疙瘩。二茬茸和头茬茸形状相似，但挺长而不圆或下粗上细，下部有纵棱筋，皮色灰黄，毛较粗糙，锯口外围多已骨化，体较重，无腥味。

（2）砍茸：即带脑骨之茸，亦分二杠、三岔等规格。茸形与锯茸相同，脑骨前端平齐，后端有一对弧形骨分列两旁，俗称“虎牙”。外附脑皮，皮上密生茸毛，气味亦与锯茸相同。均以粗大、挺圆、顶端丰满、质嫩、毛细、皮红棕色、有细润光泽者为佳。

（3）梅花鹿茸片：其角尖部切片习称“嘴片”或“蜡片”，为圆形薄片；表面（切面）浅棕色或黄白色，细腻似蜡，半透明，微显光泽，外围红棕色或棕色（皮），无骨质，质坚硬。中上部切片习称“粉片”，切面粉白色或黄白色。下部切片习称“老角片”或“骨片”，为圆形或类圆形厚片，切面粉白色或浅棕色，中间有蜂窝状细孔，外围无骨质或略具骨质，周边粗糙，红棕色或棕色。

花鹿茸主产于吉林双阳、伊通、吉林市、东平，辽宁西丰、盖平，河北，天津以及北京等地，销全国。近年来其他地区也有饲养，但量尚少，仅供本地应用。

2. 马鹿茸

（1）性状：多为砍茸，少有锯茸。形状和花鹿茸相似，但体形一般均较花鹿茸为粗大。分枝亦较多，侧枝一个（单门）、2个（莲花）、3个（三岔）、4个（四岔）或更多，其中以莲花、三岔、四岔为主。东北所产者称“东马茸”，品质最优，主销出口，国内广东、福建销量较大；西北产者称" 西马茸"，品质稍次，主销华南、华东等地区。东马茸长15～33厘米，皮灰黑色，毛青灰色或灰黄色；锯口面外围有骨质；分岔愈多则质愈老；毛粗而疏；下部并有纵棱；稍有腥气，味微咸。西马茸长可达90厘米，表面多有棱，多抽缩干瘪，侧枝较长且弯曲，毛灰色或黑灰色而粗长，锯面色较深，余同东马茸。

（2）马鹿茸片：蜡片为圆形薄片，切面灰黑色，中央米黄色，半透明，微显光泽；外围皮较厚，无骨质；周边灰黑色，质坚硬。粉片和老骨片为圆形或类圆形片，切面灰黑色，中央米黄色，有细蜂窝状小孔；外皮较厚，无骨质或略具骨质；周边灰黑色。

马鹿茸主产于黑龙江宁安、爱辉、庆安、富锦、林口、依兰，吉林抚松、敦化、珲春，内蒙古鄂伦春自治旗、海拉尔、布特哈旗，新疆伊犁自治州、阿勒泰，青海海西及果洛藏族自治州、玉树、刚察，云南思茅、临沧、保山、维西，四川阿坝藏族自治州，甘肃岷县、张掖等地。此外，西藏、湖南、台湾亦产。

鹿茸的分枝越多，则骨化越重，质量较差。“三岔茸”远不及“二杠茸”，价格亦相差较大。“二杠茸”质量亦没有“头茬茸”好。

温补肾阳之佳品

鹿茸味甘咸，性温，归肝、肾经，具有壮肾阳、益精血、强筋骨、调冲任、托疮毒之功效，常用于治疗阳痿、滑精、遗精、宫冷不孕、羸瘦、神疲、畏寒、眩晕、耳鸣耳聋、腰脊冷痛、筋骨萎软、崩漏带下、阴疽不敛等症。

壮阳补肾，可单用鹿茸研末冲服，或配伍党参、熟地黄等。民间验方用鹿茸、枸杞子、红参、海马，共同泡酒，密封几周后，于每晚临睡前饮用，治疗阳痿效果十分显著。

通过补肾，鹿茸又起到健骨的作用，对小儿发育不良，筋骨萎软，齿迟，行迟，可用鹿茸配合熟地黄、山药、山茱萸等治疗。

通过补督脉起到固冲任的作用，鹿茸对妇科因冲任虚损、带脉不固而致的崩漏不止、带下过多等症，可起到治疗作用。常与阿胶、当归、山茱萸等配伍。治疗宫寒不孕，可用鹿茸配附片、红参、艾叶、当归、熟地等。

温补精血，故可以治疗疮疡久溃不敛，脓出清稀，或阴疽内陷不起，发挥托毒外出和生肌之效。可与黄芪、当归、肉桂等配伍。

现代研究表明，鹿茸含有少量的雄性激素，极少量的卵泡激素雌酮，还含有磷酸钙、碳酸钙、胶质、软骨，含有多种氨基酸。鹿茸为很好的身体强壮剂，能促进生长发育，兴奋机体功能，减轻疲劳，改善食欲和睡眠；促进红细胞、血红蛋白、网织红细胞的生成；提高子宫张力并增强节律性收缩；增强心脏功能；促进创伤骨折和溃疡的愈合；并有抗衰老的作用，著名的抗衰老名方龟龄集就是以鹿茸为主药。

鹿茸治病方

1. 鹿茸酒

鹿茸 50g，山药 50g，浸于 1000 毫升酒中，7 天后取药酒饮用。每次 25 毫升，每日 1～2 次。用于肾虚阳痿，小便频数，面色无光。

2. 参茸药酒

由人参、鹿茸、枸杞子、肉桂、沉香、砂仁，浸酒而成。口服，每次15毫升，每日服2次。具有补气养血，强壮身体的功效。用于气血不足，肾寒精冷，腰膝无力，筋骨萎软，骨节酸痛，子宫虚寒，腹痛等。

3. 参茸白凤丸

由人参、鹿茸、党参、当归、熟地黄、黄芪、白芍、川芎、延胡索、葫芦巴、续断、白术、香附、砂仁、益母草、黄芩、桑寄生、炙甘草等药味加工制成的成药。口服，水丸每次6g；大蜜丸每次1丸，每日1次。具有益气补血，调经安胎之功效。用于气血不足，月经不调，经期腹痛，经漏早产。

4. 鹿茸粉

鹿茸粉每次1~2.5g，温水送服，用于小儿发育迟缓，痿弱行迟，卤门不合，齿迟，语言迟钝等。散剂用酒调服，可用于成人小便频数、腰痛等。

鹿茸食用方法

1. 长江以南及东南沿海地区

方法1：取茸片5g（上、中、下段搭配）、红枣1枚、生姜1片、米酒少许装入有盖的杯中，加半杯水，盖严盖后置锅内隔水炖蒸。锅水沸腾后改用文火炖2~3小时，便可用之，每隔一日食1次，用量逐渐加至10g。

方法2：取茸片25~30g，与鸡（鸭、鹅、鸽、猪瘦肉）、枣或其它佐料置电煲或沙锅内，炖3~5小时后食用。

2. 台湾地区

把鲜茸洗净切片，泡入50度以上的500毫升白酒中，浸泡二周后，每日服 10～25ml，每日 3 次。

3. 东北地区

将鹿茸 10g、人参 10g、枸杞 15g、五味子 10g 等中药材配伍，泡入 50 度以上的 500 毫升白酒中服用。

4. 韩国

韩国人把鹿茸看成是包治百病的灵丹妙药，男女老幼皆食鹿茸。韩国人主要用带血的马鹿茸或梅花鹿三杈茸及二杠茸。食用方法：将鹿茸、当归、人参、黄芪、枸杞子、杜仲、肉苁蓉、山茱萸、五味子、茯苓、巴戟、桂皮、白术、甘草、苍术等 50 余味中草药放在一起，煎熬 4～6 小时，凝成冻状后，每早空腹食用。食用的主要季节是 9 月至下年 5 月。

5. 其它食用方法

方法 1：将鹿茸片（鲜片烘干）研末冲服，每次 1～2g，日服 1 次或茸片含化嚼食服用。

方法 2：用鹿茸片泡制药茶饮用，最后嚼食服下，每次 0.3～0.5g 为宜，可隔日饮用，坚持数月必有助益，此药茶具有温补肾阳的保健功能。

方法 3：用鹿茸片（粉）与粳米（或小米）熬制成粥食用，每次 0.3g 为宜。

方法 4：用茸片加水炖后食用，或将鲜茸片 10g 加入枸杞子 15g，肉苁蓉 10g，用水炖服。

长期食用鹿茸具有很好的保健作用。鹿茸含有比人参更丰富的氨基酸、卵磷脂、维生素和微量元素等。鹿茸性温而不燥，具有振奋和提高机体功能，对全身虚弱、久病之后患者，有较好的保健作用。鹿茸可以提高机体细胞免疫和体液免疫功能，促进淋巴细胞的转化，具有免疫促进剂的作用。它能增强机体对外界的防御能力，调节体内免疫平衡而避免疾病的发生，从而发挥强壮身体、抵抗衰老的作用。

鹿茸食用注意事项

鹿茸服用宜从小量开始，缓缓增加，不宜骤用大量，以免阳升风动，头晕目赤，或助火动血而致鼻衄。凡阴虚阳亢，血分有热，胃火盛或肺有痰热，以及外感热病者，均应忌服。

鹿茸的有效成分会与水果和蔬菜中的鞣酸发生反应而被破坏，因而属配伍禁忌；凡患新感染而发热的疾病和突然发生剧烈痛证的人忌用。还应该注意的是：凡体格壮实而无需服食的人或食茸过量的人，都容易引起头涨、胸闷或鼻衄等反应，须立即停药观察，而不可强行续用。

以有四种情况也不宜服用鹿茸：

（1）有“五心烦热”症状，阴虚的人。

（2）小便黄赤，咽喉干燥或干痛，不时感到烦渴而具有内热症状的人。

（3）经常流鼻血，或女子行经量多，血色鲜红，舌红脉细，表现是血热的人。

（4）正逢伤风感冒，出现头痛鼻塞、发热畏寒、咳嗽多痰等外邪正盛的人。

鹿茸的选购

在市场中，一般认为梅花鹿茸优于马鹿茸，价格亦高于马鹿茸；梅花鹿茸中以质嫩的“二杠茸”为佳，“三岔茸”次之。“二茬茸”较次，初生茸最好，马鹿茸也是分岔越多，质量越次。同一档次梅花鹿茸中，以粗壮，主干圆，顶端丰满，“回头”明显，质嫩，毛细，皮色红棕，较少骨针（指茸的基部颗粒状或疙瘩状突起）或棱线（茸的基部纵向筋状突起，又称纵棱或起筋），油润光泽者为佳。鹿茸饮片以茸的中上部切片为好，切面应是浅棕色或黄白色，细腻，半透明，无或有细密蜂窝状小孔，外无骨质，红棕色或棕色为佳。若外围有骨质，切面蜂窝状孔大者，表明茸逐渐骨化，这样的茸是老了，质量也就差些了。

马鹿茸商品亦以饱满，质嫩，毛色灰褐，下部无棱线者为佳。饮片亦以中上部切片为好。切面中央米黄色，半透明，细腻，微显光泽，无或有细密蜂窝状小孔，外围无骨质，皮毛完整者为佳。若已有骨质，或外皮脱落，表明茸已老，质量也就下降了。

鹿茸的混伪品在市场不多见，偶尔有人用同科的一些动物的嫩角混为鹿茸出售。常见的混伪品有驯鹿、狍子和麋鹿的茸。

驯鹿的嫩角多是从国外进口的。在北极地区驯鹿数量极多，所以驯鹿茸价格较低。驯鹿茸成树枝状分支，侧枝较多，偏宽，毛长而稀，灰色，皮灰褐色。切片的切面比国产鹿茸深，呈棕褐色。片形呈扁状。在我国与俄罗斯交界的口岸常有这种鹿茸的销售。

另外狍子茸也可以充当鹿茸。其茸主干较大，门庄（靠近茸基部分出的侧枝），有分岔，常分3岔，茸体向前伸直，表面灰褐色或灰黄色，多有棱线，干瘪而瘦。

麋鹿的茸亦具有大挺、门庄，有3树枝状分枝，且后枝长且直，由于麋鹿非常稀少，其茸一般不会在市场上见到。

附：鹿——全身是宝

鹿，在古代被视为神物，一直是健康、长寿、祥瑞的象征，寓意着人们对和美生活的无限憧憬，它极具浓郁的民族特性和生活气息。

鹿茸全身都是宝，全身都可药用。鹿茸长大骨化后即为鹿角，鹿角的作用较弱，使用时用量应加大。将鹿角切成小段，加水煎取胶汁，用文火浓缩，或加适量豆油、冰糖、黄酒等，至稠膏状后冷凝，切成小块阴干，即为鹿角胶。鹿角胶味甘、咸，性温，归肝、肾经，能温补肝肾，益精养血，适用于阳虚、血虚等症。鹿角熬胶后的灰白色鹿角块，即为鹿角霜，含有大量钙质，温补之力逊于鹿茸和鹿角胶。能温肾助阳，收敛止血。

著名的老字号杭州胡庆余堂（创建于清光绪四年即公元 1874 年）过去生产著名成药“全鹿丸”，每在制造之前就张贴海报，抬鹿游行以扩大影响。这一“活广告”的做法，后来被著名的重庆桐君阁（创建于清光绪三十八年即公元 1908 年）沿用，在制造全鹿丸时当众宰杀梅花鹿。

近代由于野生鹿源遭到严重破坏，为保护资源，国家已将梅花鹿列为国家一级保护动物，马鹿列为二级保护动物，鹿的人工驯养得到充分的重视，以满足市场需求，使这一珍贵的药用资源更好地为人类健康做出更大的贡献。

其他常用的补阳药

紫河车、淫羊藿、巴戟天、仙茅、杜仲、续断、肉苁蓉、锁阳、补骨脂、益智仁、菟丝子、沙苑子、蛤蚧、核桃仁、冬虫夏草、葫芦巴、韭菜子、阳起石、紫石英、海狗肾、海马、蛤蟆油。

8 补脾之最——山药

菜篮子中的大补品

山药可谓是菜篮子中的大补品。现在山药已经成为老百姓日常餐桌上的一道佳肴。别看山药貌不惊人，土黄色的外皮，圆柱状的外形，肉白细腻多黏液，嚼时绵软微甜。据古籍记载多食山药有“聪耳明目”、“不饥延年”的功能，对人体健康非常有益，而民间也流传山药能滋养虚弱体质，用于妇女产后调养、小儿强健体魄等，因而被称为“食物药”。

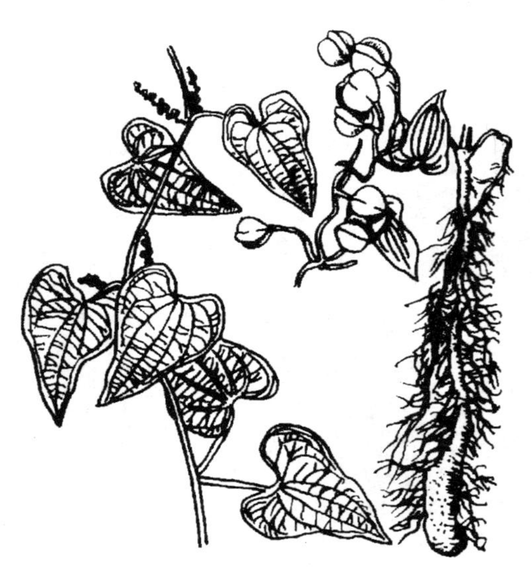

山药“传奇”

关于怀山药还有一个美丽的传说：古时候，焦作一带被称为野王国，野王国很小，常被一些大国欺负。一年冬天，一个大国派军队入侵野王国，野王国的战士虽然拼死奋战，但终因寡不敌众战败了。

打了败仗的军队在敌人的追赶下逃进了深山，这时下起了大雪，大国的军队觉得峰高沟深，易守难攻，便不再追赶，只是封锁了所有的山道，想将野王国的军队困死在山中。逃进深山的战士饥寒交迫，许多人奄奄一息。绝望之际，一位士兵抱着几根树根样的东西跑来，说是在地里挖到的，能吃。将士们一听有东西可以吃，便立刻和那位士兵一起去挖那种植物的根茎。那种植物漫山遍野都是，士兵们刀剑并用，很快就挖了一大堆。大家饱餐后，感觉体力大增，伤病也都痊愈了，就连吃了那种植物蔓藤和枝叶的马都强壮了很多。

就这样，他们在深山里休养了一个冬天，第二年春天，将军一声令下，士兵们如猛虎一般冲出山林，夺回了失地，保住了国家。后来，将士们为纪念这种植物，给它取名“山遇”，意思是绝望时在山中遇到的东西。随着更多人食用这种植物，人们发现它具有治病的效果，遂将“山遇”改为“山药”。

山药，原名薯蓣，是薯蓣科多年生蔓生草本植物薯蓣的块根。由薯蓣到山药，其中更改过多次名称。由于唐代宗名豫，遂将薯蓣改名为薯药。到了宋代，由于宋英宗名曙，又将薯蓣改名为山药。此后山药的名称才得以沿用至今。

四大怀药之一

山药分布较广，商品以栽培为主。山药主产于河南温县、孟县、博爱、沁阳；广西的陆川、博白、桂平、平南、浦北、钦州等；广东的信宜、电白、吴川、潮阳、北州、高州等；山西的平遥、曲沃、汾阳、平陆、太谷；河北的安国、安平、定兴、永年。

处方时，山药有时被写成淮山药或怀山药。称怀山药者，是指怀庆府（河南温县、孟县、博爱、沁阳等地）所出产者，河南温县、孟县、博爱、沁阳等地所产的山药为全国驰名的四大怀药（地黄、牛膝、菊花、山药）之一，栽培面积大，产量高，质量好，为道地药材。历史上称怀山药为佳者在本草中屡见。《名医别录》有“薯蓣生嵩高山谷。”《本草品汇精要》有“今河南者佳”。称淮山药者，指的是淮河流域即河南、江苏一带所出产者，质量较好。

功擅补脾益肾

山药为常用中药，味甘性平，归脾、肺、肾经。生山药功能补脾养胃，生津益肺，补肾涩精，常用于脾虚食少，久泻不止，肺虚咳嗽，肾虚遗精、带下、尿频、虚热消渴；麸炒山药功能补脾健胃，常用于脾虚食少，泄泻便溏，白带过多。即补阴宜生用，健脾止泻宜炒用。

补脾止泻：适用于脾气虚弱，倦怠乏力，食欲不振，久泻不止。如名方参苓白术散用山药配党参、白术、茯苓等。

补肺止咳：适用于肺虚久咳或虚咳。如《金匮要略》薯蓣丸，用山药配伍人参、白术、当归、芍药、地黄、阿胶等，治疗虚劳咳嗽。或是单用山药煮汁代茶常饮。

补肾固精：适用于肾虚不固所致的遗精、小便频数、妇女带下过多等。如《景岳全书》秘元煎，用山药配伍远志、芡实等治疗肾虚遗精。山药配伍党参、苍术等常用于治疗肾虚不固所致白带过多。

补气养阴止渴：山药常用于治疗消渴病，一般与黄芪、生地黄、天花粉同用。如张锡纯的玉液汤即以大剂量山药配伍黄芪为主。此外，山药补气养阴之功效还可用于糖尿病，这一点，古今医家都非常重视。

现代研究证实，山药中含有的消化酶，能促进蛋白质和淀粉在人体内的分解、吸收和利用，同时还能增进人的食欲，改善人的消化功能。据报道，山药可为人体提供大量的黏蛋白，这是一种多糖与蛋白质的混合物，它能预防胆固醇等脂质在血管壁上的沉积，保持血管的弹性，防止动脉粥样硬化的发生。此外，它还能减少皮下脂肪的沉积，避免肥胖。

多食山药好处多

山药在中药中占有十分重要的地位，是营养价值很高的药食同源食品。如山药面，就是以小麦粉和山药为主要原料的食品。常食用可补虚，益元气。

山药也是人们日常用于保健和抗衰老的药品。许多新药和保健品是以山药为原料研制的。如从墨西哥野山药中提炼并经深加工而成的保健品——青春源片就含有人体生命活动中非常重要的一种活性物质，长期使用可以补充由于衰老和疾病造成的激素分泌失调，从而使人保持旺盛的精力，增强防御疾病的能力，加速受损组织的修复。同时还能预防和减少恶性肿瘤、糖尿病、动脉硬化、心脏病、肥胖、老年痴呆症等的发生。

市场常见山药

鲜山药：一般于冬季山药植株地上茎蔓枯萎之后采挖，除去泥土，切除两头，称为“鲜山药”。鲜山药圆柱形或稍扁，外表灰褐色或黄褐色，有众多细根或突起的根痕，除去外皮，流出黏滑的液体。

毛山药：鲜山药去除外皮及须根，用硫磺熏过后，晒干，称为“毛山药”。有淡棕色残留外皮，嚼之发黏。

光山药：选用肥大的毛山药，用硫磺熏后，切齐两头，用木板搓成圆柱状，晒干，打光，称为“光山药”。光山药表面光滑，白色或黄白色。

山药饮片：①毛山药片：为类圆形或不规则形厚片，切面白色，粉性，周边浅棕色残留外皮，质坚脆，发黏。②光山药片：圆形或椭圆形厚片，切面白色，粉性。③炒山药片：一般经米炒或麸炒，山药片外常有黄焦斑。

选用山药小窍门

山药一般以条粗、质坚实、粉性足、色白者为佳。山药片应选择片形完整，切面洁白，无虫蛀发霉者。

是选用鲜山药好呢？还是干品好呢？若作药用，最好用干品；若作食用，还是鲜山药，鲜山药养分更多；若用于健脾，最好选用炒山药片。光山药和毛山药功效相似，只是外观上有所差别。

鲜山药容易与空气中的氧气发生氧化反应，与铁或其他金属接触也会形成褐化现象，外观上有褐色斑形成。所以一般建议：切山药最好用竹刀或塑料刀，先在皮上画线后，用竹刀切成段。暂时不食用的山药，切口先用米酒泡泡，然后吹干，促使切口愈合，再用餐巾纸包好，外围捆几层报纸，放在阴凉的墙角处即可。

有些人会对鲜山药的黏液过敏，因此，给鲜山药去皮的时候，最好戴上胶皮手套。一旦出现发红、瘙痒，可用清水反复清洗。

另外，购买时要注意混在山药中的伪品：

1. 参薯片

与山药同科同属的植物，亦用根茎。因为呈扁块状，形似脚板，故又叫脚板薯蓣。切成片后呈扁圆状，切面有深色散落小点。为广东、广西等地方用药。此外，尚有天花粉片及红薯片冒充山药的，它们的共同特点是切面上有明显的棕色小点散布，很容易分别。

2. 山薯片

与山药同科同属的植物的根茎。断面淡黄色，散有浅棕色点状物，质坚实，粉性，易辨认。正品山药切面洁白，不具有棕色点状物，细看略显颗粒性。

山药美味

山药富含淀粉、淀粉酶、蛋白质、氨基酸、维生素、多糖、微量元素及矿物质等。可以调节免疫功能，降低血糖，并有滋补、助消化、祛痰止咳、降血脂、延缓衰老等作用。

鲜山药可以直接炒食，或与其他青菜搭配。用鲜山药制成的山药扁豆糕、小米山药糕，对消化功能不佳者较好，长期食用可明显改善肠胃功能，增强体质。现介绍几种山药的美食：

1. 山药大枣粥

山药30g，大枣10枚，薏苡仁20g，糯米30g，干姜3片，红糖15g。按常规煮作粥服用。每日3次，连服半个月。用于脾胃虚弱所致的慢性腹泻久泻不愈，时发时止，大便溏稀，四肢无力等。

2. 山药豆腐汤

鲜山药200g，去皮洗净切块，豆腐400g，切方块，沸水烫后捞起；用油爆香蒜茸，放入山药、豆腐翻炒，加适量水煮沸，撒上葱花麻油，味精即可。具有补肾固涩，健脾益胃的功效。用于遗精，白浊，带下，小便频数，脾胃虚弱等。

3. 山药蜂蜜饮

山药15g，蜂蜜25g。将山药放入锅中，加水300g，大火煮开后改小火煮30分钟。弃去渣，汤汁留用。待汤汁温度降至70度左右时，将蜂蜜倒入，搅拌均匀即可饮用。具有滋补脾胃，润肠通便之效。用于便秘及胃肠功能紊乱者效果很好。

4. 山药杏仁汤

山药200g，粟米250g，杏仁500g，酥油适量。先将粟米、杏仁分别炒熟研成末，混合拌匀，另煮山药，去皮作泥，用滚开水冲调杏仁粟米面10～20g成汤，放入山药及酥油，晨起空腹调食，凡属肺、脾两虚之久咳喘者，可用此汤。

5. 土鸡炖山药（煨汤）

鲜山药2000g，鲜鸡块1000g，葱2根（切段），姜片3片，芝麻油、盐、胡椒粉各少许。将山药切成段，用高压锅将鸡块稍压三成熟后倒入山药段并加入辅料，再用微火烧20分钟即可。用于中气不足，疲倦乏力，体弱多病。

6. 山药莲子羹

生山药50g（切片），莲子肉50g，葡萄干50g，白糖少许，将三物同煮熬成粥或蒸烂成泥，加糖食之。具有补中健身，益脾养心的作用。可用于心悸，腹胀便溏，面色㿠白，倦怠乏力，形体瘦弱。

山药入药经典方

1. 薯蓣丸

由山药、人参、当归、阿胶、防风、麦冬等组成，制成蜜丸。每次1丸，每日2次。具有调理脾胃，益气和营的功效。用于气血两虚，肺脾不足所致之虚劳、胃脘痛、闭经、月经不调等。

2. 山药散

炒山药（米炒）研末，每次6g，用米汤送服。用于心腹虚胀，不思饮食。

3. 山药茯苓散

山药、白茯苓等份，共研末，每次用温开水送服6g。用于治疗小便频数。

4. 山药苍术散

山药、苍术等份，以米饮送服，每次6g，大人小儿皆宜使用。用于湿热泄泻。

5. 山药酒

山药、山茱萸、五味子、灵芝各15g，浸于1000毫升白酒中，置坛中封存1个月后启封，饮酒。每次10毫升，每日2次。具有生津养阴，滋补肺肾的功效。用于肺肾虚损的虚劳痰咳，口干津少，腰膝酸软，骨蒸劳热，盗汗遗精等。

其他常用的补脾药

人参、党参、甘草、白术、太子参。

9 泻火之最——黄连

“良药苦口”

“良药苦口”这一成语，出自《韩非子》，书中说：“夫良药苦于口，而智者劝而饮之，知其入而已己疾也。忠言拂于耳，而明主听之，知其可以致功也。”意思是说，药虽苦但可以治病。一个人如果有了缺点和错误，善意劝诫或尖锐批评，听起来可能会暂时不舒服，但是很有益处，所谓“忠言逆耳利于行，良药苦口利于病”。如能像韩非子说的那样，“饮之”，“听之”，就能知道药已愈疾，收到功效了。

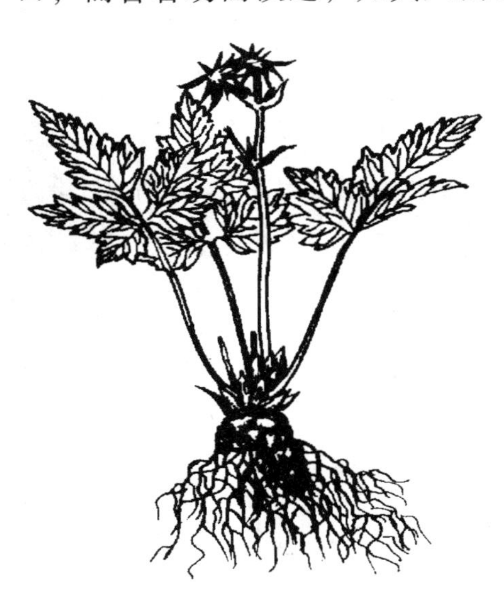

“哑巴吃黄连，有苦说不出”。黄连之苦可谓名闻天下。黄连的苦

味成分主要是黄连素。有人做过实验，用1份的黄连素加上25万份的水，配制成的溶液仍具有苦味。

黄连之苦可以视为对中药黄连的赞誉——黄连的确是一味地道的“苦口良药”。

黄连的名称及产地

黄连为历史悠久的传统中药，早在《神农本草经》中就有记载，被列为上品。黄连因其“根如连珠而色黄”得名，还有史料说，其“根珠从延蔓引相属，有数百株共一茎者，故名“连”，又因其“根黄、花黄、实黄，皆具土色”，所以称黄连。

黄连为毛茛科植物黄连、三角叶连或云南黄连的干燥根茎。根据产地的不同，大致可以分为四种：一为味连，又名川连、鸡爪连、鸡爪黄连、光连，主产于四川、湖北；二为雅连，又名峨眉连、嘉定连、次盖连，主产于四川的洪雅、峨眉；三为野黄连，又叫凤尾连，均属野生，产于四川峨眉、洪雅、峨边，其产量极小，一般认为品质最优；四是云连，主产于云南的德钦、维西、碧江、腾冲。

药材市场常见品种

1. 味连

又名川连、鸡爪连、鸡爪黄连、光连。为植物黄连的干燥根茎，多分枝，常3~6枝成束，稍弯曲，形如鸡爪，长约3~7厘米，单枝直径约3~8毫米。外表黄褐色，栓皮脱落处呈红棕色；分枝上有间断横纹，结节膨大，形如连珠，着生许多坚硬的细须根及须根痕，有的表面无横纹而平滑如茎秆，习称“过江枝”或“过桥杆”；上部多有褐色鳞片残留，顶端有未除净的残茎或叶柄。质坚实而硬，断面不整齐，皮部暗棕色，木部金黄色，射线有裂隙，中央髓部红黄色，偶有空心。无臭，味极苦，嚼之唾液可染成红黄色。以条肥壮、连珠形、质坚实、断面红黄色、无残茎及须根者为佳。

2. 雅连

又名峨眉连、嘉定连、次盖连。为植物三角叶黄连的干燥根茎。多为单枝，少有分枝，略呈圆柱形，微弯曲呈蚕状，长约 4 ~ 8 厘米，直径约 3 ~ 9 毫米。外表褐色或黄棕色，间断横纹多，结节明显，有较多须根残痕、叶柄残基及鳞片，“过江枝”较味连少。质坚实，断面不齐，皮部暗棕色，木部深黄色，射线明显，髓部时有空心。无臭，味极苦。以条肥壮、连珠形、质坚实、断面红黄色、无残茎及须根者为佳。

3. 野黄连

又名凤尾连。为植物峨眉野连的干燥根茎。外形与雅连相似，唯顶端多留长约 6 ~ 10 厘米的叶柄，作为野生的标记；根茎多单枝或有 2 分枝，略弯曲，长约 5 ~ 8 厘米，直径 4 ~ 6 毫米，外表呈黑褐色，结节紧密呈连珠状，无“过江枝”，残留的鳞片较多，须根较硬。断面木部鲜黄色。

4. 云连

主要为植物云南黄连的干燥根茎。较细小，多弯曲、拘挛，多为单枝，形如蝎尾。长约 1.5 ~ 8 厘米，直径约 2 ~ 4 毫米。外皮黄绿色或灰黄色。其余特征与上述品种大致相同。

此外，植物短萼黄连的根商品名叫“土黄连”或“土川连”，各地少量生产；植物五裂黄连的根，在云南亦作为“云连”使用。黄连加工过的剩余部分——黄连须、剪口连（叶柄基部）、千字连（全部叶柄）、黄连叶、黄连渣在少数地区也代黄连使用。

苦寒清热用途广

黄连味苦性寒，归心、脾、胃、肝、胆、大肠经，具有清热燥湿、泻火解毒之功效。

用于湿热痞满，呕吐吞酸，泻痢，高热神昏，心火亢盛，心烦不寐，目赤，牙痛，消渴，痈肿疔疮等；外治湿疹，湿疮，耳道流脓。

黄连乃治痢之上药。这缘于黄连可祛除中焦湿热，并有解毒作用，故对肠胃湿热所致的肠炎腹泻、细菌性痢疾等疾病有较好疗效。金代著名医学家刘完素说："古方以黄连为治痢之最，治痢以之为君。"著名的治痢成方如香连丸、葛根芩连汤、芍药汤、白头翁汤等，均以黄连为主药。临床观察，黄连治痢疗效肯定，多在用药5~7天内治愈。黄连用量轻者2~3g，重者8~12g，一般每日用量6g为宜，儿童酌减。

黄连有较强的清热泻火作用，尤以清泻心胃之火见长，多用于热性病高热、烦躁、神昏谵语等症，常与黄芩、黄柏、栀子等配伍，如黄连解毒汤。若心火亢盛，心肾不交，症见心烦失眠，惊悸健忘者，可配安神之朱砂，如朱砂安神丸；或配以肉桂，如交泰丸。对于心火偏亢，迫血妄行而致吐血者可配伍大黄、黄芩等，如泻心汤。

黄连也是外科常用之药，凡痈肿、疔疮、丹毒、烧伤、烫伤、痔疮等属热毒症均可使用。与黄芩、黄柏、连翘配伍应用，疗效尤为显著，如黄连解毒汤。治疗皮肤湿疹可用黄连制成软膏外敷。黄连浸汁外涂，或配以枯矾、冰片研粉，可外治耳内疖肿、中耳炎等。治疗眼目红肿，用黄连煎汁，或用人乳浸汁点眼。

现代研究发现：黄连主要含有黄连素，占7%~9%，以及黄连碱、甲基黄连碱、掌叶防已碱、药根碱等多种生物碱成分，还有黄柏酮、黄柏内酯等。黄连抗菌谱较广，对多种革兰氏阳性菌及阴性菌有较强的抗菌作用。如痢疾杆菌、伤寒杆菌、绿脓杆菌、大肠杆菌、白喉杆菌、百日咳杆菌、结核杆菌、葡萄球菌、脑膜炎双球菌、溶血性链球菌、肺炎双球菌。能抑制多种病毒、真菌、钩端螺旋体、阿米巴原虫、滴虫，以及多种致病性皮肤真菌等，并能增强白细胞的吞噬能力。对心血管系统，有抗心律失常、正性肌力、松弛血管平滑肌、降血压作用。对子宫、膀胱、胃肠道、支气管平滑肌有兴奋作用，并有轻度利胆、降低血清胆固醇、消炎等作用。又有解热、镇静、镇痛、抗利尿、局部麻醉作用。黄连素及其一些衍生物有抗癌作用。

淋病是目前世界上发病率最高的一种性传播疾病。其广泛流行的因素之一是淋球菌环境适应能力强，对许多抗生素均有耐药性，尤其对青霉素的耐药性高达 40% ~60% 。最新研究表明：黄连可抑制耐青霉素淋球菌菌株，是对该菌有抑制作用的单味中药中作用最强者。这为黄连治疗淋病提供了可靠依据。

黄连大苦大寒，过量或久服，易导致败胃。凡胃寒呕吐，脾虚泄泻之证均忌用。

黄连临床新用途

1. 治疗高血压

黄连素片，每日 0.75 ~4g，分 3 ~4 次口服，6 ~14 天为 1 疗程。

2. 治疗心律失常

黄连素片，每日 4 次，每次口服 0.4g。显效后逐渐减至维持剂量，若服药 5 ~7 日仍无效或未有显效者，则加量至 0.5 ~0.6g，每日 4 次，2 ~4 周为 1 疗程。

3. 治疗萎缩性胃炎

黄连 500g，食醋 500 毫升，白糖 500g，山楂片 1000g，加开水 400

毫升，混合浸泡 7 日便可服用。每日 3 次，每次 50 毫升，于饭后服用。连续服用 90～150 天。

4. 治疗脚湿气

脚湿气多见脚趾缝糜烂，潮湿，瘙痒，有异味，搔之皮剥落等症状。取黄连 10g 打碎，以开水 250 毫升浸泡，冷却后洗净患脚，亦可用棉签蘸浸泡液擦之，每日早晚各 1 次。

5. 治疗麦粒肿

取黄连 15g 打碎，放入瓶内，然后把乳汁挤入，以浸没药物为度，浸泡 1 天，滤出乳汁，点涂患处，每日 3～4 次，一般用药后次日红肿渐消，疼痛减轻；三天后红肿全消而愈，其效甚验。

6. 治疗肺结核

黄连素 0.3g 口服，每日 3 次，3 个月为 1 疗程。肺结核患者用药后咳血、发热、咳嗽等症消失。

介绍几种黄连入药的验方

1. 黄连米汤

黄连 3g，稠米汤 250 毫升。先将黄连拣杂，洗净，晒干或烘干，研成细末，放入杯中，用煮沸的稠米汤冲泡，调和均匀，加盖焖 3 分钟，即成。早晚 2 次分服。清热开胃。适用于胃癌患者出现胃脘灼热、嘈杂、食欲不振等症。

2. 黄连蜜饮

黄连 15g，蜂蜜适量。将黄连加水煎汁，取汁调入蜂蜜。代茶饮，分 3 次服用。清热燥湿，泻火解毒。适用于各种湿疹。

3. 黄连白头翁汤

黄连 10g，白头翁 50g，粳米 30g。将黄连、白头翁加入砂锅，水煎，去渣取汁。锅中加清水400毫升，煮至米开花，加入药汁，煮成粥，待食。具有清热解毒之功效，专治中毒性痢疾。

4. 黄连乳

黄连3g，乳汁100毫升，食糖15g，先将黄连水煎，取汁30毫升，加入乳汁中和匀，加入糖即成。每次饮10～20毫升，每日3次。用于儿童夜间啼哭不止，无明显病症，有啼声洪亮，面赤唇红等症状。

5. 黄连蛋黄油

黄连末6g，蛋黄油适量，两味调和，敷于口腔溃疡处。

其他常用的泻火药

石膏、寒水石、知母、芦根、天花粉、艾叶、淡竹叶、栀子、夏枯草、决明子、谷精草、密蒙花、青葙子。

10 清痰之最——贝母

贝母“四大家族”

贝母“家族”按产地和品种的不同，可分为川贝母、浙贝母、土贝母和新疆贝母四大类。

1. 川贝母

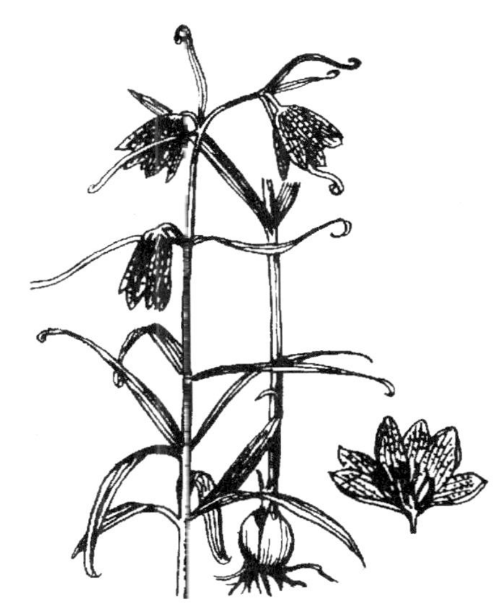

川贝母是润肺止咳的名贵中药材，应用历史悠久，疗效卓著，驰名中外。由于川贝母不仅具有良好的止咳化痰功效，而且具有养肺阴、宣肺、润肺、清肺热之功效，是一味治疗久咳痰喘的良药，因此，许多治疗急性气管炎、支气管炎、肺结核等病症的中药方剂或中成药制剂中都有川贝，如蛇胆川贝露、川贝枇杷露、秋

梨膏、养阴清肺丸、橘红梨膏等。

川贝母是百合科多年生草本植物川贝母、暗紫贝母、甘肃贝母、棱砂贝母等贝母的地下鳞茎。前三者按性状不同分别习称“松贝”和“青贝”，后者习称“炉贝”。夏、秋二季或积雪融化时采挖，除去须根、粗皮及泥沙，晒干或低温干燥。

川贝母生长于温带高山、高原地带的针阔叶混交林、针叶林、高山灌丛中。土壤为山地棕壤、暗棕壤和高山草甸土等。

川贝母野生于海拔 3500 ~ 4500 米高寒、土壤比较湿润的向阳山坡。分布于四川西部及西南部、云南西北部、西藏南部及东部。主产于四川康定、雅江、九龙、丹巴、稻城、得荣、乡城、小金、金川；西藏芒康、贡觉、江大、察雅、左克、察隅；云南德钦、贡山、中甸、宁莨、丽江、维西、福贡、碧江。

暗紫贝母野生于海拔 3200 ~ 4500 米，阳光充足，腐殖质丰富，土壤疏松的草原上。分布于四川西部、青海南部及甘肃南部。主产于四川红原、若尔盖、松潘、南坪、茂汶、黑水、理县、平武、马尔康等；青海班玛、久治、达日、甘达、玛泌、玛多、同仁、同德等。

甘肃贝母野生于海拔 2800 ~ 4400 米高寒山地之灌丛或草地间。分布于四川西部、青海东部及南部、甘肃南部。主产于四川康定、雅江、九龙、丹巴、壤塘、小金、金川、马尔康、汶川、茂文、理县、黑水、南坪；甘肃陇南、岷县、洋县、甘谷、文县、武都；青海班玛、久治、达日、甘德、玛泌、同德等。

梭砂贝母野生于海拔 4400 ~ 4600 米高寒地带流石滩之岩石缝隙中。分布于四川西部、云南西北部、青海南部、西藏东南部。主产于四川石渠、德格、甘孜、色达、白玉、新龙、阿坝等；西藏芒康、贡觉、江达、左贡、察雅等；青海玉树、称多、杂多、治多等；云南德钦、贡山、副攻、碧江、丽江等。

2. 浙贝母

浙贝母是百合科多年生草本植物浙贝母的地下鳞茎。因主产于浙江而得名，故简称浙贝。因其原产于浙江象山，故又称为象贝母，简称象贝。因其外形较川贝大，故又称为大贝母，简称大贝。目前在江苏、安徽、湖南等地也有出产。

浙贝味苦而性寒，入心肺经，功能清热化痰、散结解毒，临床常与元参、牡蛎、蒲公英、天花粉、连翘、薏苡仁、鱼腥草、鲜芦根、夏枯草、海藻、昆布、莪术等配伍用于痰热郁肺的咳嗽及痈毒肿痛、瘰疬未溃等病症的治疗；与乌贼骨、煅瓦楞子、白及、黄连、吴茱萸、竹茹、清半夏等药配伍可治胃痛、反酸、烧心。

现代药理研究证实，浙贝母含有浙贝母碱等多种生物碱，浙贝母碱具有缓解支气管平滑肌痉挛，减少支气管黏膜分泌，扩大瞳孔，降低血压，兴奋子宫等多种药理作用。

浙贝母 5～6 月份采挖，洗净泥土，大小分开，大者摘去心芽，分作 2 片，呈元宝状者称“元宝贝”，小者称“珠贝”。分别置擦笼内，擦去外皮，加石灰拌匀，经过一夜，使石灰渗入，晒干或烘干。

3. 土贝母

土贝母为葫芦科植物假贝母的块茎。味苦，性平微寒，无毒。具有清热解毒消肿之功效。

土贝母干燥块茎呈不规则状，多角或三棱形，高 0.5～1.5 厘米，直径 0.7～2 厘米。暗棕色至半透明的红棕色，表面凹凸不平，多裂纹，顶端常有一突起的芽状物。质坚硬，不易折断。断面角质，光亮平滑。微有焦糊气，味微咸而苦。以个大、红棕色、质坚实、有光泽、半透明者为佳。主产河南、陕西、山西、河北等地。

土贝母秋、冬季采挖，洗净泥土，将连接的小瓣剥下，蒸透后晒干。

4. 新疆贝母

新疆贝母是一种与川贝齐名的贵重药材。其中包括：伊犁贝母、费尔干贝母、滩贝母等几个品种，统称为新疆贝母。除滩贝喜生于涯地外，其它三种贝母多生于灌木丛下。伊贝主产于伊宁、霍城，费尔干贝母新疆许多地方都有分布，轮叶贝母主产于塔城地区，滩贝母主产于察布查尔。

早在清代，新疆贝母便已开发利用。当时以北疆地区的昌吉、齐台县为集散市场，通过古老的北线，用骆驼运、马驮，远销天津等，通称“古贝”。由于数量极少，价格昂贵。

过去新疆贝母多为野生。为了适应国内需求和出口外销的需要，医药科研部门在五十年代末期即开始人工栽培，并取得成功。

新疆贝母为百合科植物新疆贝母或伊犁贝母的干燥鳞茎。5 ~ 7 月间采挖，除去泥沙，晒干，再去须根及外皮。

新疆贝母呈扁球形，高 0.5 ~ 1.5 厘米。表面类白色，光滑。外层鳞叶 2 瓣，月牙形，肥厚，大小相近而紧靠。顶端平展而开裂，基部圆钝，内有较大的鳞片及残茎、心芽各 1 枚。质硬而脆，断面白色，富粉性。气微，味微苦。伊犁贝母呈圆锥形，较大，表面稍粗糙，淡黄白色。外层鳞叶心脏形，肥大，一片较大或近等大，抱合。顶端稍尖，少有开裂，基部微凹陷。

川贝与浙贝功效有什么区别

川贝母味甘、苦，性微寒，归肺、心经。因味苦清火，味甘润燥，微寒有清热之力，又归肺经，所以有清热化痰、润肺止咳、散结消肿的功效。可用于肺热燥咳、虚劳咳嗽、肺虚久咳、痰少咽燥、痰中带血及乳痈、肺痈瘰疬等症的治疗。浙贝母味苦，性寒，归肺、心经。

因是苦寒之品，所以能清肺降火，化痰止咳，降火消痰，消散痈肿瘰疬。可见，清热化痰、开瘀散结是浙贝母的功效。

关于川贝母和浙贝母，两者疗效基本相同，都具有化痰止咳、清热散结的功效。不同点在于川贝兼有润肺的作用，常与养阴润肺药配合使用，可治疗肺虚久咳、痰少咽燥等症；浙贝纯为苦寒之品，更善于泄，常与宣肺祛痰药物配合使用，对风热侵肺或痰热郁肺所致的咳嗽有很好的疗效。另外，川贝归于心经，因而还具有消散心经气郁的功效，可治疗心胸气机郁结所致的胸闷、胸痛、心悸、健忘、失眠、抑郁不乐等症。

简单介绍几个贝母入药的验方

1. 川贝母加沙参、麦门冬——肺虚久咳、痰少咽燥。
2. 浙贝母加桑叶、牛蒡子——外感风热或痰火郁结的咳嗽。
3. 浙贝母加玄参、牡蛎——瘰疬。
4. 浙贝母加蒲公英、天花粉——疮痈、乳痈。
5. 浙贝母加鱼腥草、薏苡仁——肺痈。

贝母美食

1. 贝母梨

梨3个，贝母15克，黑糖3大汤匙。梨洗净后，在梨的上1/4处横着切开，上部分做盖，将梨核挖去，待用。将贝母捣碎成粉末，分别放入3个梨中，上面撒上黑糖，盖上梨盖。将贝母梨放入蒸锅，用旺火蒸1小时取出，梨汁和果实一齐食用。

2. 贝母炖猪肺

将猪肺250g切片，加清水，用手挤洗去泡沫。雪梨去外皮，切成碎块。猪肺、雪梨与川贝母一同放入砂锅内，加入冰糖及清水适量，文火煮3小时即可。

其他常用的化痰药

温化寒痰：半夏、天南星、禹白附、白芥子、皂荚、旋覆花、白前、猫爪草。

清化热痰：瓜蒌、竹茹、竹沥、天竺黄、前胡、桔梗、胖大海、海藻、昆布、黄药子、海蛤壳、海浮石、瓦楞子、礞石。

11 清热之最——石膏

清热之代表

石膏为硫酸盐类矿物硬石膏族石膏的矿石。全国各地均有蕴藏，主产湖北、甘肃及四川，以湖北、安徽产者最佳。石膏在高温作用下失去结晶水变成不透明的结块或粉末，成为煅石膏。

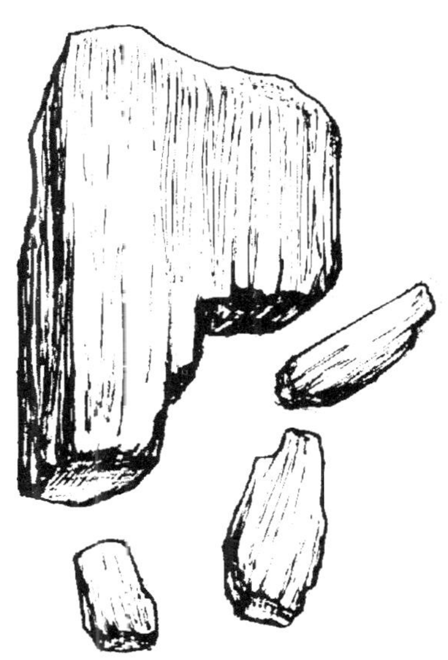

石膏属于一味古老的矿物类中药，最早载于《神农本草经》，被列为上品。石膏古时来源存在异议，直至金元时期，名医朱震亨界定才确立。石膏，一名细石，雷公云："其色营净如水精，性凉善也。"

石膏味甘、辛，性大寒，无毒，入

肺、胃经，功能清热泻火，除烦止渴。用于外感发热，高热烦渴，肺热咳喘，胃火亢盛，头痛，牙痛。炮制品煅石膏有收湿、生肌、敛疮止血之功效。可用于外治溃疡不敛，湿疹瘙痒，水火烫伤，外伤出血。用时研末敷患处。生石膏内服用量一般为 15 ~ 60g，高热重症可用至 120g。

石膏清热泻火作用最为显著，擅长清泄气分实热。如代表方白虎汤，又叫石膏汤，由石膏、知母、炙甘草、粳米组成。具有清热生津的功效。本方为东汉名医张仲景《伤寒论》中治阳明经证的名方，以大热、大汗、大渴、脉洪四大主症为用药指征。

治疗温热病以石膏为主药的成方颇多，如由白虎汤加减演化而来的白虎加人参汤、白虎加桂枝汤、白虎加苍术汤等，均为临床常用方剂。现今用石膏配伍清热解毒药可用于流行性乙型脑炎、流行性脑脊髓膜炎等的治疗。如 1956 年石家庄发生乙脑流行，患儿高热、神昏、发斑较多，人们用白虎汤，以大剂量石膏为主药，结果疗效显著。

石膏治疗肺热气喘，常与麻黄、杏仁等同用，如麻杏石甘汤。对于胃火上炎所致的头痛、咽痛、牙龈肿痛等，石膏可与升麻、黄连等配伍，如清胃散。

煅石膏主要外用，治疗疮疡溃而不敛、湿疹、水火烫伤等，有清热、收敛、生肌之效，单用或与黄柏、青黛等配伍。

生石膏与煅石膏应用有什么差异

石膏在临床使用中有煅石膏和生石膏之分，其主治也有内服和外用的差异。

生石膏多用于煎剂内服，善于清热泻火，除烦止渴，可治疗外感热病、肺热咳喘及胃火亢盛引起的头痛、牙痛等症。

煅石膏是生石膏经过煅后生成的无水硫酸钙，主要外用，有清热、敛疮、生肌之功效。可治疗疮疡溃破不敛、伤口长久不愈、水火烫伤、外伤出血、湿疹瘙痒等症。临床实践证明：用石膏粉敷涂烧伤创面，可减少分泌物渗出，防止感染，而且可很快结痂，加快窗口愈合速度。将石膏用桐油或花生油调成膏后，外敷患处，对加快创口的愈合也有很好的效果。

现代发现

生石膏的主要成分为含水硫酸钙（$CaSO_4 \cdot 2H_2O$），此外尚含有硅酸、氢氧化铝、硫化物及铁、镁等。煅石膏主要成分为脱水硫酸钙。生石膏减热作用强而快，但不持久，并能抑制汗腺的分泌，故在退热时无出汗现象。生石膏还能抑制肌肉的兴奋性，起镇静、镇痉作用，又能降低血管的通透性。石膏能缩短凝血时间，促进胆汁分泌，并有利尿作用。

据现代药理研究，心力衰竭者不宜大量服用。因大量服用后血中钙离子浓度过高时，有抑制心脏的不良反应。另外，脾胃虚寒及阴虚内热者忌用。

其他常用的清热药

清热泻火：寒水石、知母、芦根、天花粉、淡竹叶、栀子、夏枯草、决明子、谷精草、密蒙花、青葙子。

清热燥湿：黄芩、黄连、黄柏、龙胆、秦皮、苦参、白鲜皮、苦豆子、三棵针、马尾连。

清热解毒：金银花、连翘、穿心莲、大青叶、板蓝根、青黛、贯众、蒲公英、紫花地丁、野菊花、重楼、拳参、漏芦、土茯苓、鱼腥草、金荞麦、大血藤、败酱草、射干、山豆根、马勃、青果、锦灯笼、金果榄、木蝴蝶、白头翁、马齿苋、鸦胆子、地锦草、翻白草、半边莲、白花蛇舌草、山慈菇、熊胆、千里光、白蔹、四季青、绿豆。

12 消食之最——神曲

神曲的“由来”

神曲，异名泉州神曲（《药性考》），范志曲、百草曲（《纲目拾遗》）。为麦粉、麸皮和多种药物混和后，经发酵而成的曲剂。

“神曲”是汉代名医刘义研制出的一种治疗消化不良的名药。它的问世是受到野生动物自疗行为的启示。

有一段时间，刘义发现自家鸡窝里的鸡蛋经常丢失，便留心观察，发现是一条火练蛇所为。于是，他决定惩罚一下这条蛇。他用石灰裹着石子做了几枚假蛋，又在假蛋外面涂上一层鸡蛋清，放在鸡窝里面，然后便守候在一旁。不久，他看到那条蛇爬进鸡窝里，将那几枚假蛋吞下。不多一会儿，那蛇在地上痛苦挣扎起来，然后忍着痛苦爬进草丛里，拼命地吞食一种毛绒绒的小草。不多时，蛇便排出了一堆粪便，然后轻轻松松地爬走了。刘义想，这种草一定能治消化不良。于是他以这种草为主药，研制出了治疗消化不良的名药“神曲”。

神曲性苦，温。具有健脾消食，理气化湿，解表之功效。用于伤食吐泻，痢疾，感冒头痛等。可煎汤内服或研末入丸、散。

神曲的制法

取枳壳1.5斤，枳实1斤（麸炒），香附子1斤（麸炒），杭白芍1.5斤（酒炒），莪术1斤（酒炒），首乌片1斤（微炒），白扁豆2斤（炒），延胡索1斤（醋炒），槟榔1斤（炒），高良姜1斤（赤土炒），青皮1斤（醋炒），黄栀子2.5斤（炒），光三棱1斤（醋炒），川花椒12两（炒），大黄1斤（酒浸一宿），泽泻1斤（沙炒），砂仁1斤（姜汁炒），川朴1.5斤（姜汁炒），杏仁4斤、黄芩1斤（酒炒），麦芽1斤（炒），黄柏1斤（炒），姜黄0.5斤，防风1斤（去净毛），木香1斤，羌活0.5斤，车前子1.5斤，芡实1.5斤，山楂皮1斤，陈皮1.5斤，薄荷2斤，茯苓皮1斤，甘草1斤，白粉刈1斤，法白曲10两，使君子2.5斤（带壳），藿香1斤，紫苏1斤，白芥子1斤，香薷1.5斤，泽兰1.5斤，荆芥1斤，苍术1斤（大米糖炒），柴胡1斤（酒炒）。

上药合并，磨成细末，过筛，加入赤小豆、小麦（均须浸透碾碎）各8斤及麦皮、麦粉各2斤，混合拌匀。

另取青蒿草、赤柱草、苍耳草各2斤，切碎煎汤（称为三味汤），与上药混和，反复揉匀，入印模内压成小块，稍凉后用稻草覆盖，使充分发酵至外表长出黄色菌丝时，取出晒干，然后再用适当的火力（控制在36℃）烘烤，储藏4个月后，取出再晒，刷去露毛即成。

现代认识

神曲为酵母制剂，含有酵母菌、淀粉酶、维生素 B 复合体、麦角甾醇、蛋白质及脂肪、挥发油等。因为含有较多的酵母菌和复合维生素 B，故有增进食欲，维持正常消化功能等作用。

其他常用的消食药

山楂、麦芽、稻芽、莱菔子、鸡内金、隔山消、阿魏。

13 泻下之最——大黄

将军美名誉大黄

相传清代诗人袁枚又一次患了重病，遍求名医而无效，后来偶得街头郎中的大黄方，不过三剂就痊愈了，大喜之下作诗云："药可通神信不诬，将军竟救白云夫。"诗中所说的"将军"即为大黄之别名。

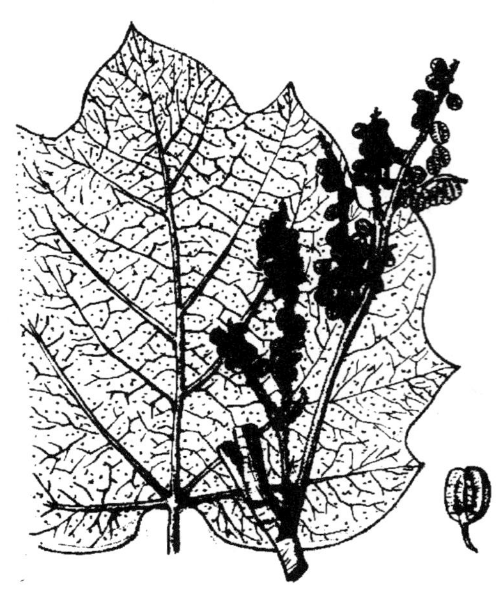

中药大黄来源于蓼科多年生草本植物掌叶大黄、唐古特大黄或药用大黄的根及根茎。大黄因其品色黄，故名大黄。《汤液本草》说："大黄，阴中之阴药，泄满，推陈致新，去陈垢而安五脏，谓如勘定祸乱以致太平无异，所以有将军之名。”明代张景岳还把大黄、附子称作药中之良将，称人参、黄芪为药中之良相。大黄药性峻猛，有冲墙倒壁之力，因而古人又美其名曰“无声虎”。

产地及分布

大黄，全世界共有60余种，我国地方习用的品种有30余种。其中掌叶大黄分布于甘肃、四川、青海、云南西北部及西藏东部等；药用大黄分布于陕西、四川、湖北、贵州、云南等省及河南西南部与湖北交界处；唐古特大黄包括两个变种：鸡爪大黄分布于甘肃、青海及青海与西藏的交界一带。六盘山鸡爪大黄分布于甘肃东部隆德县、岷县以及六盘山一带。

认识一下几种大黄商品

1. 北大黄

为掌叶大黄及唐古特大黄的干燥根茎。商品分为两类：

一是西宁大黄：多加工成圆锥形或腰鼓形，俗称“蛋吉”，长约5～17厘米，直径约3～10厘米；外皮已除去或有少量残留，外表黄棕色或红棕色，可见到类白色菱形的网状纹理，俗称“锦纹”（系灰白色薄壁组织与棕红色射线交错而成），有时可见菊花状螺旋形“星点”，一端有绳孔。质地坚硬，横断面黄棕色，显颗粒性，习称高粱碴，微有油性，近外围有时可见暗色形成层及半径放射向的橘红色射线，髓部中有紫褐色星点，紧密排列成圈环状，并有黄色至棕色的弯曲线纹，亦称“锦纹”。气特殊，味苦而微涩。主产于青海同仁、同德等地。此外，尚有凉州大黄、河州大黄和岷县大黄，亦皆属于西宁大黄一类。其中凉州大黄又名凉黄、狗头大黄，因其性状有如狗头，顶端平圆，下部渐细而钝圆。产于甘肃武威、永登等地。

二是铨水大黄，一般为长形，切成段块，个大形圆者纵切成片，质地较松，内色较西宁大黄淡，锦纹不甚明显，断面星点亦排成圈环状，其他与西宁大黄相似。产于甘肃铨水、西礼等地。属于铨水大黄的商品，尚有文县大黄、清水大黄、庄浪大黄等数种。

2. 南大黄

南大黄，又名四川大黄、马蹄大黄。为药用大黄的干燥根茎。多横切成段，一端稍大，形如马蹄，少数亦成圆锥形或腰鼓形，长约6～12厘米，直径约5～8厘米，栓皮已除去，表面黄棕色或黄色，有微弯曲的棕色线纹（锦纹），横断面黄褐色，多孔隙，星点较大，排列不规则，质地疏松，富纤维性。气味较弱。商品有雅黄、南川大黄等，主产于四川阿坝藏族自治州、甘孜藏族自治州、凉山彝族自治州及雅安、南川等地。此外，陕西、湖北、贵州、云南等地亦产。

以上各种大黄，均以外表黄棕色、锦纹及星点明显、体重、质坚实、有油性、气清香、味苦而不涩、嚼之粘者为佳。

另外有一种山大黄为同属植物波叶大黄的根及根茎，又称苦大黄。常呈不规则圆柱形，外表红褐色而黄，无横纹，质坚而轻，断面无星点，无锦纹，有细密而直的红棕色射线。气不香，味苦而涩。质次。服后有腹痛感。

大黄的炮制

1. 生大黄

原药拣净杂质，大小分档，焖润至内外湿度均匀，切片或切成小块，晒干。

2. 酒大黄

取大黄片用黄酒均匀喷淋，微焖，置锅内用文火微炒，取出晒干（大黄片50公斤用黄酒7公斤）。

3. 熟大黄

取切成小块的生大黄，用黄酒拌匀，放蒸笼中蒸制，或置罐中密封，坐水锅中，隔水蒸透，取出晒干（大黄块50公斤用黄酒15～25公斤）。亦有按上法反复蒸制2～3次者。

4. 大黄炭

取大黄片置锅中，用武火炒至外面呈焦褐色（存性），略喷清水，取出晒干。

功在通脏腑

大黄药用已有两千多年的历史。《神农本草经》谓："荡涤肠胃，推陈致新，通利水谷，调中化食，安和五脏。"大黄味苦性寒，归脾、胃、大肠、肝、心包经，是众所周知的泻下通便良药，并有凉血清热、逐瘀通经等作用。在临床上的应用极为广泛。

大黄有较强的泻下作用，能荡涤肠胃，推陈致新，为治疗积滞便秘之要药。又因其苦寒沉降，善于泄热，故实热便秘尤为适宜。常与芒硝、厚朴、枳实配伍，以增强泻下功积之力，为急下之剂，用治阳明腑实证，如大承气汤（《伤寒论》）；若大黄用量较轻，与麻仁、杏仁、蜂蜜等润肠药同用，则泻下力缓和，如麻子仁丸（《伤寒论》）。若里实热结而正气虚者，当与补虚药配合，以攻补兼施，标本兼顾。如热结而气血不足者，配以人参、当归等药，如黄龙汤（《伤寒六书》）；如热结伤津者，配以麦冬、生地、玄参等，如增液承气汤（《温病条辨》）；若脾阳不足，冷积便秘，与附子、干姜等配伍，如温脾汤。

大黄苦降，能使上炎之火下泄，又有清热泻火，凉血止血之功效。常与黄连、黄芩同用，治疗血热妄行之吐血、衄血、咯血，如泻心汤（《金匮要略》）。现代临床上单用大黄粉治疗上消化道出血，也有较好疗效。若与黄芩、栀子等药同用，还可治疗上炎所致的目赤、咽喉肿痛、牙龈肿痛等症，如凉膈散（《和剂局方》）。

大黄内服外用均可。内服能清热解毒，并借其泻下通便作用使热毒下泄。治疗热毒痈肿疔疮，常与金银花、蒲公英、连翘等同用；治疗肠痈腹痛，可与牡丹皮、桃仁、芒硝等同用，如大黄牡丹汤（《金匮要略》）；如治疗乳痈，可与粉草共研末，用酒熬成膏的金黄散（《妇人良方》）；治疗口疮糜烂，多与枯矾等份研末涂于患处（《太平圣惠方》）；治疗烫伤，可单用粉，或配以地榆粉，用麻油调敷患处。

大黄有较好的活血逐瘀通经作用，其即可下瘀血，又可清瘀血，为治疗瘀血证的常用药。治疗妇女产后瘀阻腹痛、恶露不尽者，常与桃仁、土鳖虫等同用，如下瘀血汤（《金匮要略》）；治疗妇女瘀血闭经，可与桃核、桂枝等配伍，如桃核承气汤（《伤寒论》）；治疗跌打损伤、瘀血肿痛，常与当归、红花、穿山甲等同用，如复元活血汤（《伤寒论》）。

大黄具有泻下通便，导湿热外出之功效，故可用于治疗湿热蕴结之症。如治疗肠道湿热积滞的痢疾，单用一味大黄即可见效（《素问病机气宜保命集》），或与黄连、黄芩、白芍等同用；治湿热黄疸，常与茵陈、栀子同用，如茵陈汤（《伤寒论》）；治疗湿热淋证，常与木通、车前子、栀子等同用，如八正散（《和剂局方》）。

此外，大黄可“破痰实”，通脏腑，降湿浊，用于老痰壅塞，喘逆不得平卧，癫狂惊痫，大便秘结者，如礞石滚痰丸（《养生主论》）。

古今有不少名医善用大黄，医圣张仲景当为善用大黄之首。他创制了大承气汤、小承气汤、调胃承气汤，以及大陷胸汤、大黄黄连泻心汤、桃核承气汤、抵当汤等以大黄为主药的众多名方，含大黄复方多达36首。华佗对大黄也十分重视，从《中藏经》一书中可以看出，该书载方62首，其中用大黄者15首，约占24%。药王孙思邈在仲景经验的基础上，进一步扩大了大黄的用药范围，他用大黄治疗不孕症、月经紊乱、消渴、乳痈、耳聋、齿痛、痔疮等，还创立了许多大黄的外用方，如洗汤方；他还将大黄作为预防疾病的药物来应用，如用大黄、防风配制的"屠苏酒"预防疫病（传染病）流行。

以通为补，延年益寿

人们常说中医不传之秘密在于剂量，剂量大小应依症施量，因人因症而不同。许多人只知道大黄具有泻下作用，其实用量得当，大黄还可以起到补益的作用。我国古代名医张子和曾说过："阴虚则补之以大黄。"事实上并非大黄真的有什么滋补作用，这完全是它泻火通肠作用所决定的。大黄能保持大便通畅，使体内的废物和有害物质及时排出，从而达到强身健体、延年益寿的作用，并因此有了"大补糕"的美誉。

现代研究发现，大黄含有大黄酸、大黄酚等有效成分，确实能刺激大肠蠕动，有很好的通便作用。同时大黄还有抗菌、抗病毒、抗肿瘤、抗寄生虫、收敛、解痉、止血、利胆、降压等作用。不过，由于大黄易伤正气，切勿过多服用，一般用量为3～12g，妇女在怀孕期间、月经期、哺乳期都不宜使用。

简单介绍几个大黄入药方剂

1. 治吐血鼻血，心气不足

大黄62g，黄连、黄芩各31g，上药加水3000毫升煎煮成1000毫升，趁热服用。下泻即为见效。

2. 治伤寒痞满，心下满而不痛

大黄62g，黄连31g。上药泡入麻沸汤中，过一会弃渣取汁，分2次温服。

3. 治小儿各种热病

大黄（煨熟）、黄芩各31g。上药研末，加炼蜜做成麻子大小的丸，每次用蜜汤送服5～10丸。

4. 治大便秘结

大黄末31g，牵牛头末15.6g。上药调和均匀，每次服用9g，如果有心烦症状，可用酒送服；无此症状者，用蜜汤送服。

5. 治外伤性瘀肿

外伤引起的瘀肿、疼痛，可采用生大黄30g，乳香、没药、土鳖各20g，研末调酒外敷患处，每日或隔2日用药1次，消肿止痛作用明显。

大黄食疗妙用

1. 生大黄薏苡仁粥

将生大黄5g洗净，放入杯中，用沸水冲泡，加盖焖10分钟，去渣取汁，与淘洗干净的薏苡仁100g同入锅中，加适量水，用大火煮沸，改以小火煨煮至薏苡仁烂熟，趁热调入白糖15g，待糖溶化即可。

上、下午分食。清热利湿，主治老年性阴道炎症属湿热下注。

2. 大黄槐花蜜饮

生大黄4g，槐花30g，蜂蜜15g，绿茶2g。先将生大黄拣杂，洗净，晒干或晾干，切成片，放入砂锅，加水适量，煎煮5分钟，去渣，留汁，待用。锅中加槐花、茶叶，加清水适量，煮沸，倒入生大黄煎汁，离火，稍凉，趁温热时，调拌入蜂蜜即可。早晚2次分服。清热凉血。本食疗方适用于大肠癌患者引起的便血，以及癌症术后便血等症。

其他常用的泻下药

攻下药：芒硝、番泻叶、芦荟。

润下药：火麻仁、郁李仁、松子仁。

峻下逐水药：甘遂、京大戟、芫花、商陆、牵牛子、巴豆、千金子。

14 平肝之最——羚羊角

羚羊角为牛科动物赛加羚羊的角。主产于新疆、青海、甘肃等地。全年均可捕捉，以秋季猎取最佳。猎取后锯取其角，晒干。磅片或粉碎成细粉。

药材来源

赛加羚羊，又名高鼻羚羊。体形中等，身高 1～1.4 米。雄性羚羊肩高 70～83 厘米，雌性羚羊为 63～74 厘米。体重：雄性羚羊 37～60 公斤，雌性羚羊 29～37 公斤。头大。鼻吻膨大，鼻孔亦大，且能灵活伸缩左右摆动。额前部分较为突出。眼大。耳短。四肢细小，蹄低而长。尾巴细短，下垂。雌性羚羊有乳头 4 对。夏季毛短而密，紧贴皮肤。全身呈棕黄色或栗色，

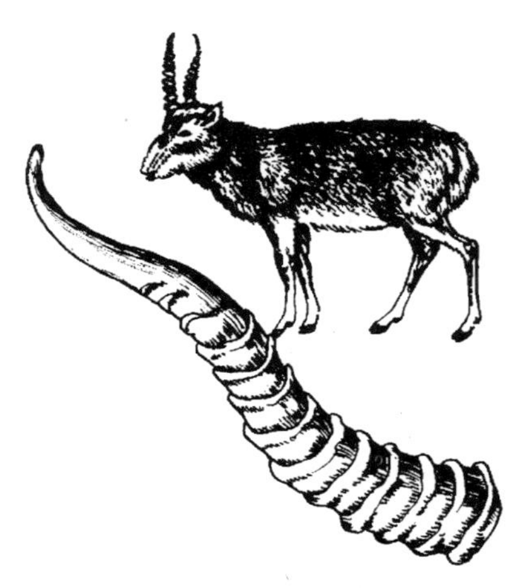

脸面部较淡，背脊中央有狭长的一条呈肉桂色；颈下方、胸腹及四肢内侧呈白色。雄性羚羊有角，位于眼眶之上，向后微倾。角基部为棕黄色，上部黄白色如蜡，表面约有20个轮脊，角上部至尖端处光滑无轮脊。雌性无角，仅有短的突起。羚羊主要栖息于半沙漠地区。夏季大多居于空旷的荒漠地带，晚秋至冬季则在盐沼半荒漠地带。喜群居。白天活动，夜间休息，在天气炎热时则常在湖沼边休息。由于食物和气候条件的改变，有季节性迁移的现象。秋末初冬开始交配，幼仔第二年才成熟。其主要食物为禾本科、豆科等草类植物。

羚羊在古代被奉为神羊，传说夜间有光相随。据说羚羊为了躲避敌害，晚上睡觉时会用角将自己挂在树上，所以羚羊的角都有挂痕。“羚羊挂角”一词正是出自于此，形容做事周密，无迹可寻。

羚羊角的典型特征

完整的羚羊角呈长圆锥形，略呈弓形弯曲，长25~40厘米，基部直径约3厘米，白色或黄白色。除尖端的部分外，有10~20个隆起的轮脊，幼枝较少。尖部光圆，弯锥形，光滑如玉，嫩枝透视有血丝或呈紫黑色，无裂纹，质老的有纵裂纹，无黑尖。角基部圆形，有骨塞，名“羚羊塞”，约占全长的一半或三分之一。骨塞圆形，质坚硬而重，表面有凸出的顺纹与角内面合槽，较为坚固，自横截面视之，其结合处呈不规则的锯齿状。将骨塞除去以后，角的下半段为筒形，中空，有细孔直通尖上，习称“通天眼”，近光可透视，为羚羊角的主要鉴别特征。质坚硬，无臭，味淡。以质嫩、色白、光润、有血丝、无裂纹者为佳。质老、色黄白、有裂纹者质次。

购买羚羊角应注意什么

1. 由于羚羊的年龄不同，商品羚羊角有各种规格

（1）大枝羚羊角，长约15~25厘米，底部直径约3厘米。

（2）小枝羚羊角，长约9~15厘米，底部直径约1~2厘米。

（3）大头鬼（紫羚羊）是幼羚羊的角。

（4）老劈柴（又称倒山货）为羚羊死后遗留在山中的死角，亦有大小之分。

2. 市售羚羊角的品种甚多，其所属原动物各有不同，除赛加羚羊以外，据文献记载，尚有藏羚、斑羚、西藏瞪羚等几种。一般认为正品羚羊角应是赛加羚羊的角。

3. 羚羊角国内产量甚少，多靠进口，价格较昂贵，曾发现有用其他动物形状类似的角伪充。简单介绍几种伪品的性状：

（1）黄羊角的性状：呈长圆锥形而侧扁，较粗短，尖端略向后弯曲，角尖稍向内上弯（略似S状）。长约20厘米，基部长径3~3.5厘米，短径2.5厘米，表面灰黑色，较粗糙，不透明。自基部向上有10多个密集的斜向环嵴，尖端平滑无嵴。基部断面呈椭圆形，中央为骨质角髓，呈污白色，外面角质角鞘断面桁黑色，二者的结合处微呈齿状。质沉重，无嗅，无味。

（2）长尾黄羊（别名：鹅喉羚羊）角的性状：呈长圆锥形侧扁，弯曲度较大，角尖显著向内弯转。长20~30厘米，基部直径3厘米，表面灰黑色，粗糙，有明显的纵向丝纹（细小的裂纹）。角的中下部有斜向的环嵴，尖端无环嵴部分较为平滑。

（3）藏羚羊角的性状：长而侧扁，几直向上伸，弯度很小，近角尖处稍向前内弯。长50~70厘米，基部长径5厘米，短径4厘米。表

面黑色，较平滑而有光泽，可见细微的纵裂隙及浅色纹理，自基部向上有横向而等距的环嵴，在前方较明显突出。基部断面亦可见白色骨质角髓。质沉重，无嗅，无味。

以上三种角，其中黄羊角和长尾黄羊角可以作为羚羊角的替代品，但在出具处方时不能冠名“羚羊角”。

平肝息风最有效

羚羊角味咸，性寒。有平肝息风、清肝明目、镇惊止痉、清热解毒之功效。

羚羊角入肝经，寒咸质重，善于清泻肝热，平息肝风，镇惊解痉，是治疗惊痫抽搐的要药，尤其适用于热极生风所致者。治疗温热病热邪炽盛所致高热、神昏、惊厥、抽搐，常与钩藤、白芍、菊花、桑叶、生地同用，如羚羊钩藤汤（《通俗伤寒论》）；治疗女子痫，可与防风、独活、茯神、酸枣仁等配伍，如羚羊散（《济生方》）；治疗癫痫、惊悸等，可与钩藤、天竺黄、郁金、朱砂等同用。

羚羊角味咸质重主降，有平肝潜阳之功效。治疗肝阳上亢所致头晕目眩，烦躁失眠，头痛如劈等症，常与石决明、龟版、生地、菊花等同用，如羚羊角汤。

羚羊角善于清泻肝火而明目。常与决明子、黄芩、龙胆草、车前子等同用，治疗肝火上炎所致头痛、目赤肿痛、羞明流泪等症。如羚羊角散（《和剂局方》）。

羚羊角入心肝二经，寒以胜热，故能气血两清，清热凉血散血，泻火解毒。常与石膏、寒水石、麝香等配伍，治疗温热病状热神昏、谵语躁狂、抽搐、热毒斑疹等症。如紫雪丹（《千金方》）。

此外，羚羊角还具有解热、镇痛之效，可用于风湿热痹、肺热咳嗽、百日咳等。

现代发现

羚羊角主含角质蛋白，其水解后可得到18种氨基酸及多肽类物质。尚有多种磷脂、磷酸钙、胆固醇、维生素A等。此外，含有多种微量元素。因角质蛋白较多，因而有抑制中枢神经系统的作用，单煎剂还可解热、镇痛。但羚羊角有微毒，临床不可大量应用，清热解毒常用量为1～3g；一般研末服用为0.3～0.5g；非瘟疫热毒以及肝经无热的人忌用。

羚羊角入药验方

1. 治丹肿痈疽始发，患处火热，也可用于小儿丹毒

升麻、黄连、大黄、川芎、羚羊角、当归、甘草各6g，黄芩9g。上药用2000毫升水煎煮，取汁1000毫升，去渣，放入芒硝9g，再煎一沸，用纱布洗患处。忌近阴部。

2. 治热风长期不愈

羚羊角粉15g，生葛、栀子各18g，豆豉16g，黄芩、干姜、芍药各9g，鼠尾草6g。上药切碎，用1400毫升水煎煮，取汁500毫升，分3次服用。

3. 治肢节疼痛肿胀

犀角6g，羚羊角3g，前胡、栀子仁、黄芩、射干各9g，大黄、升麻各12g，豆豉16g。上药分别切碎，用1000毫升水煎煮，取汁600毫升，去渣，分3次服用。

4. 治风毒上冲心胸引起的咽喉肿痛

豆豉24g，犀角、射干、杏仁、甘草各6g，羚羊角4.5g，芍药9g，

栀子7枚，升麻12g。上药切碎后，用1800毫升水煎煮，取汁600毫升，去渣，放入豆豉再煎一沸，分3次服用。

附：藏羚羊角

藏羚羊角的药用价值非常高，是治疗甲状腺肿大、胃炎、久泻的难得良药，也是催产的特效药。藏羚羊角在藏医应用已有悠久的历史，《四部医典》（藏名《居悉》公元812年）中均有记载。藏羚羊角几个世纪以来在传统医药中一直受到重视和利用。古老的西藏书本中列出了藏羚羊角的不同疗效：它可治疗腹泻，可用于催生，可治疗溃疡，可控制某些腺体的增生，还可治疗妇女的月经不调，以及肾脏和血液方面的疾病。

由于传统名药赛加羚羊角稀少，这就需要寻找与赛加羚羊角疗效相似的药材替代。藏羚羊与赛加羚羊同为牛科不同属动物，在生物学上有种属亲缘关系。为了扩大赛加羚羊角药源，探讨藏羚羊角能否与羚羊角同等入药，比较两者所含化学成分的差异是必要的。

现代研究发现：羚羊角和藏羚羊角某些主要化学成分如蛋白质、胆固醇、磷脂类、脂肪酸及甘油脂类等基本相同。除丝氨酸、甘氨酸含量相近外，其余13种氨基酸的含量藏羚羊角均高于羚羊角。就微量元素而言，藏羚羊角也均高于羚羊角。

研究还证明，藏羚羊角提取液对实验动物具有镇静、止痛、退热及降压作用，这些作用与文献报道的羚羊角的作用相似，而且藏羚羊角对心脏无明显影响，毒性不大。

由此，我们可以发现：藏羚羊角似可作为一种新的药用资源开发利用。但藏羚羊角能否真正作为羚羊角的代用品入药应用，还有待于进一步研究。

特别提示：藏羚羊属国家一级保护动物，严禁猎杀！

其他常用的平肝药

石决明、珍珠母、牡蛎、代赭石、刺蒺藜、罗布麻叶、生铁落、牛黄、珍珠、钩藤、天麻、地龙、全蝎、蜈蚣、僵蚕。

15 温里之最——附子

回阳救逆第一药

宋代蔡绦《铁围山丛谈》中记载：皇宫中宣和殿有一个小库，为“天子之私藏也。”岁冬，鲁公得疾很重，皇帝亲自过问病情，太医回奏应当使用附子等药物。皇帝命管小库的内侍送来附子，皇帝从中选取了四个，每个都有拳头大小，派中使赐给鲁公。四个附子，一个重三两四钱，一个重三两二钱，另外两个都是二两八钱。蔡绦感叹自己目光短浅，这样大的附子竟是第一次见到。从这则皇帝亲备附子的记载中可以看出，附子的确是一味十分重要的药物。

附子味辛、甘，性大热，有毒。归心、肾、脾经，有回阳救逆，补火助阳，散寒止痛之效。

附子性热纯阳，能上助心阳以通脉，下补肾阳以益火。自古被誉为“回阳救逆之要药，温助命门真火之主帅”。若见阳气衰微，阴寒内盛，或因大汗、大吐、大泻而致的四肢厥冷、脉微欲绝——中医称亡阳脱证者，常与附子、干姜、甘草等同用，以回阳救逆，如四逆汤；如见大汗淋漓，手足厥冷等阳气暴脱之证，可与人参同用，以回阳救脱，如参附汤。

附子能益命门之火而暖脾土，对肾阳不足，命门火衰，表现为畏寒足冷、阳痿、尿频等症，常与肉桂、熟地黄、山茱萸等配伍；对脾肾阳虚，脘腹冷痛，大便溏泻者，常与人参、白术、干姜等配伍，如附子理中汤；对心阳衰弱，胸痹心痛者，常与人参、桂枝配伍。总之，附子能温一身之阳，凡阳虚患者，均可随症配伍。

附子有祛寒除湿、温经止痛的作用，可用于诸寒痛证。对寒湿痹痛，常与桂枝、白术、甘草等配伍，如甘草附子汤；对寒凝气滞而致的脘腹疼痛，常与高良姜、吴茱萸、陈皮等配伍。

附子临床配伍应用，据总结一般有下列诸法：

附子配人参，如参附汤，提高了救逆效用，可用于休克虚脱；

配干姜，如四逆汤，增强回阳之力，用于心衰；

配黄芪，如芪附汤，加强固表之功，用于气虚自汗；

配白术，如术附汤，加强温中作用，治疗脾虚泄泻；

配地黄，增强补血之力，治疗血虚低热；

配当归，如温经汤，加强温经效果，治疗妇女月经延期，血海虚寒；

配桂枝，增强通阳作用，治疗风湿相搏，肢体酸楚，并且有强心作用，适用于心衰而营卫不和者；

配石膏，如《千金方》越婢汤，能清热强心，治疗肺炎合并心衰；

配麻黄，可以防止麻黄发汗太过所致的汗出亡阳为强心发汗剂，适用于心衰而兼有表证恶寒无汗者；

配大黄，如大黄附子汤，使泻下而不伤中，可治疗伤寒心下痞，以及多种疝痛；

配黄连，如附子泻心汤，可用于虚人汗出心下痞；

配全蝎，可治疗小儿慢性惊风抽搐；

配栀子，治疗热疝、小肠疝气等。

制附子的常用量为3～15g。入汤剂时一般先煎30～60分钟，以减缓其毒性。由于附子辛温燥烈，走而不守，故孕妇禁用。阴虚内热者亦忌用。不宜与半夏、瓜蒌、天花粉、贝母、白蔹、白及同用。

认识一下附子药材

附子是毛茛科草本植物乌头的旁生块根，主产四川、陕西、江西、湖南等地，其中四川绵阳为道地药材。夏至至小暑间挖取附子母根旁的子根，洗净泥土，称之为泥附子，然后按大小分别加工：

1. 盐附子

选取较大的泥附子洗净泥土，浸入盐卤和食盐的混合液中，每日取出晒晾，并逐渐延长晒晾时间，直到附子表面出现大量的结晶盐粒，并体质变硬为止。

特征：呈圆锥形，长约5～8厘米，直径约3～4厘米，顶端比较宽大，中央有凹陷的芽痕，上身肥满，周围生有瘤状隆起的分支，习称“钉角”，表面灰黑色，被盐霜。体重，横切面灰褐色，具有不整齐的筋脉或中心有小空隙，其中充满盐霜。无臭，味咸而麻辣。以个大，质实，表面起盐霜者为佳。

2. 黑顺片

选取中等大小的泥附子，洗净后浸入盐卤水液中数日，并与盐卤水同煮沸，捞出，水漂，切成厚片，再浸入稀的盐卤水中，并加入黄糖及菜油制成的调色剂，使附片染成浓茶色，用水漂洗至口尝无麻辣感时，取出蒸熟，烘至半干，再晒干。

特征：又名黑附子。呈不规则纵切片，上宽下窄，周边略翘起，长2.5～4厘米，宽1.5～2.5厘米，厚约5毫米。外皮黑褐色，内部暗黄色半透明状，油润而有光泽，并可见有纵走的筋脉。质坚硬而脆，破碎面角质状。无臭，味淡。以片均匀，表面油润光泽者为佳。

3. 白附片

取较小的泥附子，洗净后浸入盐卤水液中数日，并与盐卤水同煮至透心为度，捞出，剥去外皮，纵切成薄片，用水漂洗至口尝无辣感时，取出蒸熟，晒至半干，以硫磺熏，晒干。

特征：又名明附片、雄片。性状与黑顺片相同，唯全体均为黄白色透明状，片较薄，厚约3毫米。气味同黑顺片。以片均匀、黄白色、油润、半透明状者为佳。

附子的炮制

1. 淡附片

取盐附子，用清水浸漂，每日换水2～3次，至盐分漂净，置锅中与甘草、黑豆加水同煮透，至切开后口尝稍有麻辣感为度，取出，去甘草、黑豆，刮去皮，切为两瓣，置锅中加水煮约2小时，取出，晒晾，反复焖润数次，润透后切片，晒干。每100斤盐附子，用甘草5斤，黑豆10斤。

2. 泡附片

取盐附子洗净，清水浸泡一夜，除去皮、脐，切片，再加水泡至口尝稍有麻辣感为度，取出，用姜汁浸泡1～3天，然后蒸熟，再烘焙至七成干，倒入锅内用武火急炒至烟起，微鼓裂为度，取出放凉。

附子与乌头的关系

附子为毛茛科植物乌头块根上所附生的子根的加工品。因其附乌头而生，状如子附母，故名附子。附子的母根即为中药乌头，是祛风湿散寒常用之药。由于附子和乌头来源于同一植物，所以很容易在药材名称上造成混淆，所以特别提示：即以乌头子根为附子，母根为乌头，当今附子药材均为加工品，未加工的乌头子根应称为生附子，以与附子药材相区别。

附子有毒须慎用

附子有毒，古代很多医学家都畏之如蛇蝎，在历代的临床应用中，因服用不当引起的中毒情况不在少数。生附子的毒性更强，一般仅限于外用，且常用量仅为3～15g。要想正确使用附子且最大地发挥它的效力，需要在对证施治、药物品种、剂量、煎煮、服用方法等方面严格考虑。这也许是附子在《神农本草经》中被划入下品的原因之一吧。

现代研究发现，附子中含有乌头碱、次乌头碱、新乌头碱等多种生物碱，有强心、抗心律失常、增加心肌耐缺氧耐缺血力、抗休克、抗氧化、抗过敏、促凝血、镇痛、消炎等作用。其中乌头碱是主要有毒成分，附子毒性大小与其含量相关，水煮可以使附子的毒性降低。为了用药的安全有效，临床上一般使用经炮制后毒性降低的炮制品。

附子急性中毒表现为全身性及呼吸麻痹，乌头类生物碱具有箭毒样作用，表现为心律紊乱、血压下降、体温降低、呼吸抑制、肌肉麻痹和中枢神经系统功能紊乱等。如附子口服过量中毒，可导致口腔灼热、流涎、恶心、呕吐、四肢及周身发麻、头晕、眼花、疲倦、呼吸困难、瞳孔散大、面色发白、皮肤冷而黏、心律紊乱，可导致突然死亡。

介绍几个附子入药的验方（在医生指导下应用）

1. 治中风厥昏，口眼歪斜

取生川乌、生附子，都去掉皮脐，各取 15.6g，再用生南星 21g，生木香 7.8g。上药混合，每次取 15g，加生姜 10 片，水 480 毫升，煎煮。

2. 治虚寒腰痛

鹿茸（去毛，酥炙微黄）、附子（炮，去皮脐）各 62g，盐花 0.9g，上药一起研末，加枣肉调和成梧桐子大小的丸。每次取 30 丸，空腹用温酒送服。

3. 治阳虚吐血

取生地黄 500g，捣成汁，加酒少许。另以熟附子 46g，去皮脐，切成片，放入地黄汁中，在石器中煮成膏。取出附子片焙干，同山药 93g 研末，再以膏调末成梧桐子大小的丸。每次取 30 丸，空腹用米汤送下。

4. 治脚气肿痛

用黑附子（生）1 个，去皮脐，研末，加生姜汁调成膏涂在肿痛处。药干再涂，直到肿消为止。

5. 手足冻裂

将附子去皮，研末，用水、面调涂。效果明显。

附子药膳

1. 附子粥

制附子10g，炮姜15g，粳米100g。二药研为细末，每次用5g，与粳米加水煮粥食。亦可将二药减半，煎水取汁，加入粳米煮粥。

本方以附子温里散寒、止痛，炮姜温中散寒、止泻。用于里寒腹痛、腹泻、大便溏稀。

2. 附子羊肉汤

制附子25g，羊肉1000g。羊肉洗净，切块，焯去血水，与附片加水同煮，稍后加入生姜、葱、胡椒、盐等，煮至肉烂熟。分4次食用。

本方以附片温肾助阳，辅以羊肉温补肾阳，生姜、胡椒均有助于温暖阳气。用于阳虚畏寒肢冷、夜尿频多，或脘腹冷痛，腰痛。若用狗肉与附片煮汤食，有与本方类似的功能和用途。

3. 附片薏苡粥

制附片10g，薏苡仁30g，粳米100g。附片煎取汁，加入薏苡仁、粳米，加水煮至粥熟。分2次食用。

本方以附片散寒止痛，辅以薏苡仁除湿舒筋。用于风寒湿痹，关节疼痛，四肢拘挛。

其他常用的温里药

干姜、肉桂、吴茱萸、小茴香、丁香、高良姜、胡椒、荜澄茄。

16 利水渗湿之最——茯苓

奇特的茯苓

茯苓，又名茯神、松苓、松薯。为多孔菌科真菌茯苓的干燥菌核，寄生于松科植物赤松或马尾松等树根上，深入地下20～30厘米。其个体无典型的根、茎、叶的分化，由菌丝体、菌核、子实体三部分组成。

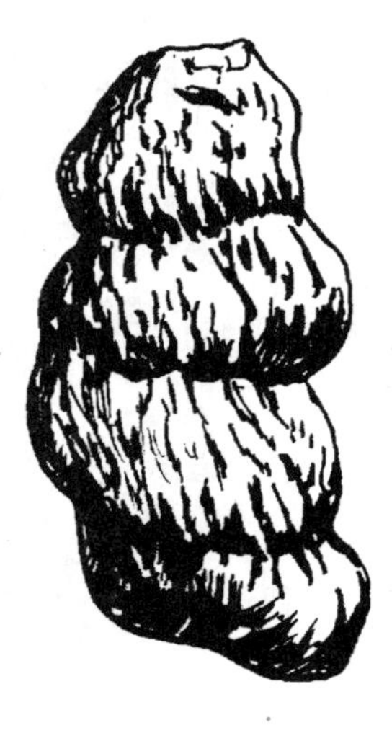

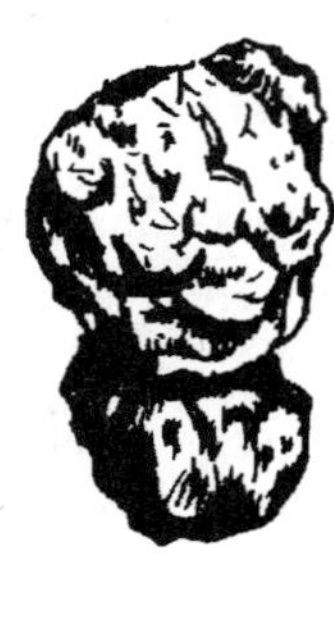

茯苓一生都是依靠别的植物生活的，自己体内不含有叶绿素，不能制造任何维持生命的养料，因此它主要寄生于赤松、马尾松等松属科植物，吸取它们体内的养分，来完成自己的生命周期。正如唐代诗人李商隐所吟："草堂归来背烟萝，黄绶垂腰可奈何。因汝华阳求药物，碧松之下茯苓多。”

人类对茯苓的认识颇费周折，过去由于人们认识水平有限，认为茯苓是“受松之灵气而结。”对茯苓基株的研究，始于19世纪，国外医学家和生物学者通过观察，认识到茯苓是一种低等生物真菌。但直到1922年，德国生物学家Wolff在发现了茯苓的子实体后，完成了茯苓有性繁殖的研究，茯苓是一种真菌的菌核才得到证明。

历史上关于茯苓的奇闻轶事也不少，相传成吉思汗在中原作战时，遇淫雨数月，大部分将士染上了风湿病，眼看兵临城下，十万火急。后来，有几个士兵偶食茯苓而风湿病得以痊愈，消息传开，成吉思汗大喜，急派人到盛产茯苓的罗田县弄来大批茯苓，结果战士们吃后风湿病都好了，成吉思汗有幸赢得了这场战争。

民间还流传着这样一个传说，据《中国药话》记载：从前有一员外，生有一女，名叫小玲，家有一帮工叫小伏，小玲长大了，见小伏聪明能干，诚实上进，就悄悄爱上了他。不料此事让员外发现，员外不悦，认为贫富悬殊，不能联姻。于是托媒，想趁早将小玲许配给一富家子弟。小玲和小伏得知后，两人商定，当夜就从家里逃出，住进一个小山村。由于小玲得了风湿病，常常卧床不起，小伏日夜照顾她。有一天，小伏进山给小玲采药，忽见前方有只野兔，便挽弓一箭，射中兔子后腿，野兔拖着受伤的腿，仍向前跑，小伏紧追不舍，追到一片开阔地，忽然兔子不见了。他四处寻找，发现在一棵松树桩旁，一个形大似球的东西上插着他那支箭。于是小伏拔起箭，棕黑色球体表皮裂口处，白似番薯。他惊奇地把这种东西挖回家，烧了一锅，当做番薯，同小玲吃了个精光。不料第二天，小玲觉得身体舒服多了，小伏非常高兴，并经常挖这些东西给小玲吃，结果小玲的风湿病渐渐痊愈了。因为这种药是小玲和小伏第一次发现的，后人就称之为“茯苓”了。

茯苓还是文人寄赠的佳品，杜甫在赴华州的时候，曾经面许好友杨维，寄些茯苓给他，可后来没有办到。有诗为证。“寄语杨员外，山寒少茯苓。归来稍喧暖，当为属青冥。翻动神仙窟，封题鸟兽形。兼将老藤杖，扶汝醉初醒。”

茯苓产地

茯苓主产于我国云南、安徽、湖北、河南等省。其中云南所产品质最佳，故有“云苓”之称，属道地药材。安徽省安庆一带所产茯苓以硕大著称，称为“安苓”。《滇南虞衡志》有这样的记载：“茯苓，天下无不推云南，曰云苓，自安庆云苓行，贵不可言。”现今以湖北省产量最大，罗田县被称之为“茯苓之乡”。全国目前茯苓年产量在2500～25000吨，并有出口。

茯苓植物形态

常见者为其菌核体。多为不规则的块状、球形、扁形、长圆形或长椭圆形等，大小不一，小者如拳，大者直径达20～30厘米，或更大。表皮淡灰棕色或黑褐色，呈瘤状皱缩，内部白色稍带粉红，由无数菌丝组成。子实体伞形，直径0.5～2毫米，口缘稍有齿；有性世代不易见到，蜂窝状，通常附菌核的外皮而生，初白色，后逐渐转变为淡棕色，孔作多角形，担子棒状，担孢子椭圆形至圆柱形，稍屈曲，一端尖，平滑，无色。有特殊臭气。

茯苓药材特征

茯苓个呈球形、扁圆形或不规则的块状，大小不一，重量由数两至十斤以上。表面黑褐色或棕褐色，外皮薄而粗糙，有明显隆起的皱纹，常附有泥土。体重，质坚硬，不易破开，断面不平坦，呈颗粒状或粉状，外层淡棕色或淡红色，内层全部为白色，少数为淡棕色，细腻，并可见裂隙或棕色松根与白色绒状块片镶嵌在中间。气味无，嚼之粘牙。

以体重坚实、外皮呈褐色而略带光泽、皱纹深、断面白色细腻、粘牙力强者为佳。白茯苓为薄片或方块，色白细腻而有粉滑感。质松脆，易折断破碎，有时边缘呈黄褐色。

茯苓的采收及加工

采收：野生茯苓一般在7月至次年3月间到马尾松林中采取。生有茯苓的地面，一般具有以下特征：一是松林中树桩周围地面有裂隙，敲之发出空响；二是松树附近地面有白色菌丝（呈粉白膜或粉白灰状）；三是树桩头烂后，有黑红色的横线裂口；四是小雨后树桩周围干燥得快，或有不长草的地方。栽培的茯苓一般在接种后第二三年采收，以立秋后采收的质量最好，过早则影响质量和产量。

加工：茯苓出土后洗净泥土，堆置于屋角不通风处，亦可贮放于瓦缸内，下面先铺衬松毛或稻草一层，并将茯苓与稻草逐层铺迭，最上盖以厚麻袋，使其“发汗”，析出水分。然后取出，将水珠擦去，摊放阴凉处，待表面干燥后再行发汗。如此反复3～4次，至表面皱缩，皮色变为褐色，再置阴凉干燥处晾至全干，即为“茯苓个”。切制：于发汗后趁湿切制，亦可取干燥茯苓以水浸润后切制。将茯苓菌核内部的白色部分切成薄片或小方块，即为白茯苓；削下来的黑色外皮部即为茯苓皮；茯苓皮层下的赤色部分，即为赤茯苓；带有松根的白色部分，切成正方形的薄片，即为茯神。切制后的各种成品，均需阴干，不可炕晒，并宜放置阴凉处，不能过于干燥或通风。以免失去粘性或发生裂隙。

茯苓的炮制

茯苓：用水浸泡，洗净，捞出，闷透后，切片，晒干。

朱茯苓：取茯苓块以清水喷淋，稍闷润，加朱砂细粉撒布均匀，反复翻动，使其外表沾满朱砂粉末，然后晾干（每 100 斤茯苓块，用朱砂粉 30 两）。

平淡之君子

茯苓首载于《神农本草经》，被列为上品。茯苓功效健脾补中，利水渗湿，宁心安神，在中药中有“平平淡淡一君子”之美称。

茯苓味甘、淡，性平，归心、肺、脾、肾经。功能利水渗湿，健脾宁心。常用于水肿尿少，痰饮眩悸，脾虚食少，便溏泄泻，心神不安，惊悸失眠等症。其药性平和，不伤正气，内而脏腑，外而肌肤，出现水湿痰饮为患，证候无论寒热虚实，皆可随证使用，但多用于偏寒偏虚者。

治疗脾虚泄泻，消化不良时，茯苓常与人参、白术、山药、薏苡仁等配伍同用，如参苓白术散为临床常用方。

治疗湿热，小便不利，水肿，常与猪苓、泽泻、白术、桂枝等配伍，如五苓散、四苓散等。治疗阳虚水肿，在以上基础上加干姜、附子等温阳药。如气虚湿重水肿，在以上基础上加黄芪、防己。

治疗痰饮内停于胃，呕吐清水，配白术、桂枝；如痰饮在肺，咳嗽痰多，茯苓常与半夏、陈皮配伍。如果是痰饮所导致的眩晕，则用茯苓配伍白术、天麻等。

对心悸、失眠，属心脾两虚，气血不足所致者，用茯苓配黄芪、当归、远志等组成归脾汤，益心脾而宁心安神。

现代研究表明，茯苓具有利尿、降低胃酸、镇静、抗肿瘤、保肝、促进细胞免疫及体液免疫等作用。

茯苓养生

《神农本草经》中称“茯苓久服安魂养神，不饥延年。”我国古代有关服食茯苓祛病强身的方法记载颇多，中医认为茯苓有消除百病，使机体润泽强健的作用。古人称服食茯苓为神仙度世法，有“仙家食品”之称。明代中医药学家李时珍在《本草纲目》中称茯苓是由“松之神灵之气，伏结而成”，故有滋补功效，久服令人延年耐老，面若童颜。

自古至今，茯苓便是仙家必备的滋补食品，又是医者常用的药物。凡是讲究修身养性、追求延年的人，都非常注重服用茯苓。

据史料记载，唐代民间的膳食中已经出现了以茯苓为原料的茯苓酥、茯苓饼等。宋代文学家苏东坡非常喜欢吃茯苓饼，因而他年过六旬身体依然强健并保持惊人的记忆力，在他的《东坡杂记·服茯苓赋》中记述：“以九蒸胡麻，用去皮茯苓，少入白蜜为饼，食之日久，气力不衰，百病自去，此乃长生要诀。”明清时代对茯苓的抗衰老、美容作用十分推崇，云、贵、川等茯苓主产地的官员进贡皇室必定有茯苓若干担。慈禧太后喜欢用茯苓做成糕点和饮料服用，以保持皮肤的洁白细腻。据现代营养学家对慈禧太后养颜益寿药方进行分析，发现常用的补益中药有64种，而使用率最高的就是茯苓，高达78%。可见，茯苓的各种养生保健作用早为人们所知。

现今茯苓被广泛用于食品工业，由茯苓制成的茯苓酥、茯苓糕、茯苓饼、茯苓酒等成为大众所喜爱的保健食品。如北京的著名特产茯苓夹饼、云南的高级饮料去渣茶精（茯苓、薏米、山楂、赤小豆、灯芯等）均颇负盛名。在湿度较大的地区和场所，茯苓可以作为重要的食疗品种。有的国家把茯苓作为海军常用药物及滋补品的原料。

茯苓美食

1. 茯苓饼

茯苓200g，人参10g，面粉800g。二药分别研为细末，加食盐少许，同面粉加水揉成面团，做成约重100g的饼子若干，烙熟即可。

具有补虚、抗衰老、延年益寿之功效。

2. 茯苓栗子粥

茯苓15g，栗子25g，大枣10个，粳米100g。加水先煮栗子、大枣、粳米；茯苓研末，待米半熟时徐徐加入，搅匀，煮至栗子熟透。可加糖调味。

本方用茯苓补脾利湿，栗子补脾止泻，大枣益脾胃。可用于脾胃虚弱，饮食减少，便溏腹泻。

3. 茯苓鸡肉馄饨

茯苓50g，鸡肉适量，面粉200g。茯苓研为细末，与面粉加水揉成面团，鸡肉剁细，加生姜、胡椒、盐做馅，包成馄饨。煮食。

本方以茯苓补脾利湿，鸡肉补脾益气，姜、椒开胃下气。可用于脾胃虚弱，呕逆少食，消化不良。

4. 茯苓麦冬粥

茯苓、麦冬各15g，粟米100g。粟米加水煮粥；二药水煎取浓汁，待米半熟时加入，一同煮熟食。

本方以茯苓宁心安神，麦冬养阴清心，粟米除烦热。可用于心阴不足，心胸烦热，惊悸失眠，口干舌燥。

5. 泽泻茯苓鸡

母鸡1只，剖腹洗净，将洗净的泽泻、茯苓各60g及黄酒2匙放入鸡腹中，旺火隔水蒸3~4小时，弃药吃鸡，分次吃完。

具有宁心安神，利水渗湿的功效。可用于脾虚气弱型心神不宁，惊悸失眠，妊娠水肿者。

6. 山药茯苓肚

猪肚1只，整理干净，茯苓、淮山药各100g，装入肚中，淋上黄酒2匙，撒细盐适量，扎紧口，放入锅中加水慢炖至肚子酥烂离火，将猪肚剖开，倒出茯苓，山药，并将其冷却后烘干，研末装瓶，每次6~10g，每日3次，温开水送服；取猪肚切片适当调味后食用。

具有健脾渗湿的功效。适用于糖尿病患者食用。

7. 莲子茯苓糕

茯苓、莲子、麦冬各等份，共研细末，加入白糖、桂花适量拌匀，用水和面蒸糕食用。

具有宁心健脾之功效。适用于因心阴不足，脾气虚弱而引起的干渴、心悸、怔忡、食少、神疲乏力者。

8. 茯苓鳖甲汤

鳖甲10g，茯苓20g，共入锅中加水小火烧半小时后，加入红枣10枚，再烧至红枣烂熟即成，吃枣喝汤。长于利水渗湿，清虚热，补心脾，软坚消痞，肝硬化腹水患者尤宜食用。

茯苓入药单方验方

1. 斑秃

斑秃俗称“鬼剃头”，是指突然发生的头部斑片状的脱发。其病变处头皮正常，不发炎也没有异常感觉，可自行缓解，易复发。

将茯苓 500g 烘干，研为细末，每服 6g，每日 2 次，或者于睡前服 10g，并同时外用酊剂（补骨脂 25g，旱莲草 25g，用 200 毫升 75% 的乙醇浸泡一周后即可），每日数次涂患处。有人用此方治疗斑秃，两个月痊愈，未出现副作用。

2. 婴幼儿秋季腹泻

用茯苓研成细末，炒后盛入瓶内备用，1 岁以上每次 1g，每日 3 次口服。

3. 心神不定，恍惚健忘

茯神 62g（去皮），沉香 15.5g。上药共研末，加蜜做成小豆大小的丸。每次饭后用人参汤送服 30 丸。

4. 虚滑遗精

白茯苓 62g，缩砂仁 31g。上药共研末。加盐 6g，将瘦羊肉切成薄片蘸药炙熟吃，用酒送服。

5. 小便频多

白茯苓（去皮）、干山药（去皮）各等份。上药在白矾水中浸过，焙干研末，每次用米汤送服 6g。

6 妊娠水肿，小便不利，恶寒

赤茯苓（去皮）、葵子各 15.5g。上药研末，每次用水送服 6g。

附：北京名吃——茯苓饼

茯苓饼，又名茯苓夹饼，是北京的一种滋补性传统名点。制作系以茯苓霜和精白面粉做成薄饼，中间夹有用蜂蜜、砂糖熬溶拌匀的蜜饯松果仁，其形如满月，薄如纸，白如雪，珍美甘香，风味独特。

关于茯苓饼的制作法，早在800年前的南宋《儒门事亲》中就有记载："茯苓四两，白面二两，水调作饼，以黄蜡煎熟。"不过这种蜡煎的饼并不好吃。待到了清初，有人提出"糕贵乎松，饼利于薄"的主张，于是，后来的饼就越来越薄。乾隆时山东孔繁台家制的饼"薄若蝉翼，柔腻绝伦"。

相传，有一次慈禧太后得了病，不思饮食，厨师们绞尽脑汁，选来几味健脾开胃的中药，发现其中产于云贵一带的茯苓，味甘性平，且有益脾安神、利水渗湿的功效。于是，以松仁、桃仁、桂花、蜜糖为主要原料，配以适量茯苓粉，再用上等淀粉摊烙成外皮，精工细作制成夹心薄饼。慈禧吃后很满意，并常以此饼赏赐宫中大臣。自此，茯苓饼身价百倍，成了当时宫廷中的名点。后来这种饼传入民间，成为京华风味小吃。

现今北京的茯苓饼，就是继承了由清宫御膳房流传下来的传统制法制成。那极薄的饼皮，宛如馅料的包装，清晰的模印图案，精美别致，富有艺术性。北京茯苓饼以其质佳味美，驰名全国。

其他常用的利水渗湿药

薏苡仁、猪苓、泽泻、冬瓜皮、玉米须、香加皮、枳椇子、荠菜、海金沙、瞿麦、车前子。

17 温痰之最——半夏

半夏，别名三叶半夏、三叶老、三步跳、麻玉果、燕子尾等。为天南星科植物半夏的块茎。全国大部分地区均产，主产四川、湖北、安徽、江苏、河南、浙江等地，以四川产量大、质量好。

半夏药材特征

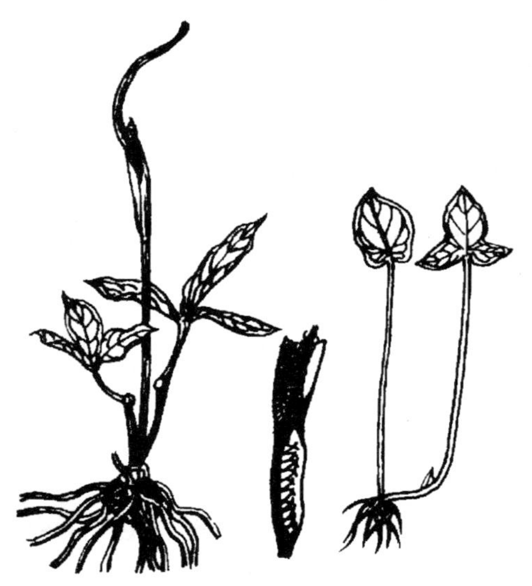

干燥块茎呈圆球形、半圆球形或偏斜状，直径 0.8 ~ 2 厘米。表面白色，或浅黄色，未去净的外皮呈黄色斑点。上端多圆平，中心有凹陷的黄棕色的茎痕，周围密布棕色凹点状须根痕，下面钝圆而光滑，质坚实、致密。纵切面呈肾脏形，洁白，粉性充足；质老或干燥过程不适宜者呈灰白色或显黄色纹。粉末嗅之呛鼻，味辛辣，嚼之发粘，麻舌而刺喉。以个大、皮净、色白、质坚实、粉性足者为佳。以个小、去皮不净、色黄白、粉性小者为次。

半夏采收及加工

1. 适时刨收

半夏的收获时间对产量和产品质量影响极大。适时刨收，加工易脱皮、晒干快、商品色白粉性足、折干率高。刨收过早，粉性不足，影响产量。刨收过晚不仅难脱皮、晒干慢，而且块茎内淀粉已分解，加工的商品粉性差、色不白，易产生“僵子”（角质化），质量差，产量更低。半夏的最佳刨收期应在秋天，温度低于13度，叶子开始变黄绿时。黄淮地区气温13度正为“秋分”前后；长江流域要根据气温差别适当向后推迟；东北各地气温偏低，要适当提前刨收。

2. 刨收方法

在收获时，如土壤湿度过大，可把块茎和土壤一齐先刨松一下，使土壤尽快变干，以便于收刨。刨收时，从畦一头顺行用爪钓或铁镐将半夏整棵带叶翻在一边，细心地拣出块茎。倒苗后的植株掉落在地上的珠芽应刨收前拣出。刨收后地中遗留的枯叶和残枝应拣出烧掉，以减轻来年病虫害的发生。

3. 加工技术

（1）发酵：将收获的鲜半夏块茎堆放室内，厚度50厘米，堆放15～20天，检查如发现半夏外皮稍腐，用手轻搓外皮易掉，即可。

（2）去皮：将发酵后的半夏块茎用筛分出大、中、小三级。数量少的可采用人工去皮，其方法是，将半夏块茎分别装入编织袋或其他容器内，水洗后，脚穿胶靴踏踩或用手来回反复推搓10分钟，倒在筛子里用水漂去碎皮，未去净皮的拣出来再搓，直至全部去净为止。如果较大的块茎去皮后，底部（俗称“后腚门”）仍有一小圆块透明的“茧子”时，量少可用手剥去，量多再装袋搓掉，直至半夏块茎全部呈纯白色为止。量大也可采用机械脱皮。

（3）干燥：脱皮后的半夏需要马上晾晒，在阳光下暴晒最好，并不断翻动，晚上收回平摊于室内晾干，次日再取出晒至全干，即成商品。如半夏数量较大，最好建有烘房，随脱皮随烘。

半夏药用

半夏性辛、温。有毒。归脾、胃、肺经。具有燥湿化痰，降逆止呕，消痞散结之功效，外用可消肿止痛。

半夏性温而燥，为燥湿化痰，温化寒痰之要药，尤其擅长治疗脏腑之湿痰。常与陈皮、茯苓同用，治痰湿壅滞之咳嗽声重，痰白而稀。如二陈汤（《和剂局方》）；湿痰上犯清阳之头痛、眩晕，甚至呕吐痰涎者，则配以天麻、白术以化痰息风，如半夏白术天麻汤（《古今医鉴》）。

半夏味苦降逆和胃，为止呕要药。各种原因的呕吐，皆可随症配伍用之，对痰饮或胃寒所致的胃气上逆呕吐尤宜，常与生姜同用，如小半夏汤（《金匮要略》）；与黄连配伍，治疗胃热呕吐；与石斛、麦冬配伍，治疗胃阴虚呕吐；与人参、白蜜同用，治疗胃气虚呕吐，如大半夏汤（《金匮要略》）。现代以半夏制成注射液肌注，治疗各种呕吐。

半夏辛开散结，化痰消痞。治疗痰热阻滞所致的心下痞满，常与干姜、黄连、黄芩配伍，如半夏泻心汤（《伤寒论》）；与瓜蒌、黄连配伍治疗痰热结胸，如小陷胸汤（《伤寒论》）；治梅核气，气郁痰凝，常配伍紫苏、厚朴、茯苓等，如半夏厚朴汤（《金匮要略》）。

半夏内服可消痰散结，外用可消肿止痛。治瘿瘤痰核，常配昆布、海藻、贝母等；治痈疽发背、无名肿毒初起或蛇毒咬伤，可用生品研末外敷或鲜品捣敷。

现代研究发现，半夏块茎中含有挥发油、少量脂肪、淀粉、烟碱、粘液质、多种氨基酸、甾醇、胆碱、胡萝卜苷等。具有镇咳、祛痰、止吐、解毒、抗心律失常、抗溃疡、抗肿瘤、抗早孕、抗血栓形成等作用。具有广阔的市场开发前景。

生半夏有毒，使用要小心

生半夏对口腔、喉头、消化道黏膜有强烈刺激性，可引起失音、呕吐、水泻等副作用，严重时喉头水肿可导致呼吸困难，甚至窒息。但这种刺激作用可通过煎煮除去。实验证明，半夏对动物遗传物质有损害作用，故用于妊娠呕吐应持慎重态度。久用半夏制剂口服或肌注，少数人会出现肝功能异常和血尿。误服生半夏中毒时，可给予姜汁、稀醋、浓茶或蛋白等。必要时给氧或做气管切开。或以生姜30g、防风60g、甘草15g，煎汤，先含漱一半，再内服一半。或以醋30～60毫升加姜汁少许，漱口或内服。临床用生半夏时必须煎熟，以免中毒。

另外，半夏反乌头，切勿同用！

半夏的炮制

生半夏：拣去杂质，筛去灰屑。

法半夏：取净半夏，用凉水浸漂，避免日晒，根据其产地质量及其颗粒大小，斟酌调整浸泡日数。泡至10日后，如起白沫时，每100

斤半夏加白矾 2 斤，泡 1 日后再进行换水，至口尝稍有麻辣感为度，取出略晾。另取甘草碾成粗块，加水煎汤，用甘草汤泡石灰块，再加水混合，除去石灰渣，倒入半夏缸中浸泡，每日搅拌，使其颜色均匀，至黄色已浸透，内无白心为度。捞出，阴干（每半夏 100 斤，用白矾 2 斤，甘草 16 斤，石灰块 20 斤）。

姜半夏：取拣净的半夏，照上述法半夏项下的方法浸泡至口尝稍有麻辣感后，另取生姜切片煎汤，加白矾与半夏共煮透，取出，晾至六成干，闷润后切片，晾干（每半夏 100 斤，用生姜 25 斤，白矾 12 斤 8 两，夏季用 14 斤 8 两）。

清半夏：取拣净的半夏，照上述法半夏项下的方法浸泡至口尝稍有麻辣感后，加白矾与水共煮透，取出，晾至六成干，闷润后切片，晾干（每半夏 100 斤，用白矾 12 斤 8 两，夏季用 14 斤 8 两）。

各种炮制品都有怎样的特点

生半夏：取原药材，除去杂质，洗净，干燥，用时捣碎。有毒，多外用，以消肿止痛为主。

清半夏：白矾浸泡或煮或腌制。消除了辛辣刺喉的副作用，降低了毒性，以燥湿化痰为主。类圆形或肾形厚片，直径 6 ~ 18mm，表面乳白色，周边黄棕色，中间隐现黄白色筋脉点。气微辣涩。

姜半夏：姜矾煮或腌制或蒸制，或姜炒。温中化痰，降逆止呕为主。形如清半夏，薄片，表面有光泽，透明，片面灰黄色或淡黄色，角质样，质脆。微有辣味，微具姜气。

法半夏：石灰制半夏。治寒痰、湿痰为主，同时具有调脾和胃的作用。形如生半夏，内外皆呈黄色或淡黄白色，粉性足，质松脆，气微，味淡。

竹沥半夏：半夏或法半夏，竹沥拌透，阴干，温燥大减，适于胃热呕吐，肺热痰黄稠粘，痰热内闭，中风不语。

半夏曲：生半夏浸泡晒干研粉，姜汁、面粉调匀，发酵制成。化湿健脾，消食止泻。

经典配方

1. 加天麻——风痰眩晕。
2. 加橘皮——湿痰咳嗽及恶心呕吐。
3. 加干姜、细辛——寒痰咳嗽。
4. 加生姜——胃气上逆呕吐。
5. 加黄连、瓜蒌——胸脘痞满、咳痰黄稠属热痰者。
6. 加人参——胃虚呕吐。
7. 加黄连、竹茹——心烦、失眠属痰热者。
8. 加苏梗、砂仁——妊娠呕吐。
9. 加厚朴、苏叶——慢性咽炎，属痰气互结者。
10. 加贝母、昆布——甲状腺肿属痰结者。
11. 加益母草——子宫颈癌属痰瘀互结者。
12. 加瓜蒌、薤白——寒痰阻遏，胸阳不振之胸痹。
13. 加山药——重症孕吐。
14. 加枇杷叶——咳嗽日久不愈。

半夏食疗

1. 半夏贝母粥

象贝 50g，法半夏 30g，生姜 5g，糯米 200g。上药共煮汤，以此汤代水煮粥。每日3次服用。

具有温化寒痰，降逆止呕的作用。可用于寒痰凝滞之恶性淋巴瘤。

2. 薯蓣半夏粥

生山药1两，清半夏1两。先将半夏用微温水淘洗数次，除去矾味，用小锅煎煮取清汤约两杯，去渣，调入山药细末，再煎2～3沸，即可。合用白砂糖食用。主治胃气上逆，以致呕吐不止，闻到药味呕吐更加厉害，诸药皆不能下咽者。

3. 半夏生姜茶

制半夏12g，生姜6g，伏龙肝200g。先将伏龙肝打碎放入锅中，加清水800毫升，武火煎煮30分钟，过滤留汁，加入半夏、生姜同煎取汁待服。代茶，频频温饮。此汤有温中化饮，降逆止呕之功，适用于胃癌呃逆、呕吐反胃等病症。

4. 瓜蒌半夏蒸乳鸽

瓜蒌10g，半夏6g，薤白10g，乳鸽1只，绍酒10g，葱10g，姜5g，盐5g，鸡汤300毫升。将瓜蒌、半夏、薤白洗净，放入炖杯内，加水50毫升，在中火上煮沸25分钟，去药渣留汁，待用。乳鸽宰杀后，去毛及内脏和爪。将乳鸽放入蒸杯中，加入绍酒、盐、葱、药汁和鸡汤。将乳鸽蒸杯放入蒸笼中，用武火蒸35分钟即可。每日食1只，喝汤。具有活血化瘀，祛痰通络之效。痰瘀内滞型冠心病患者食用较好。

其他常用的温痰药

天南星、禹白附、白芥子、皂荚、旋覆花、白前、猫爪草。

18 降气之最——沉香

黑金名药——沉香

大家都知道，木头通常会漂浮在水中，然而有这样一种特殊的“木头”，它却会沉向水底，这就是沉香。

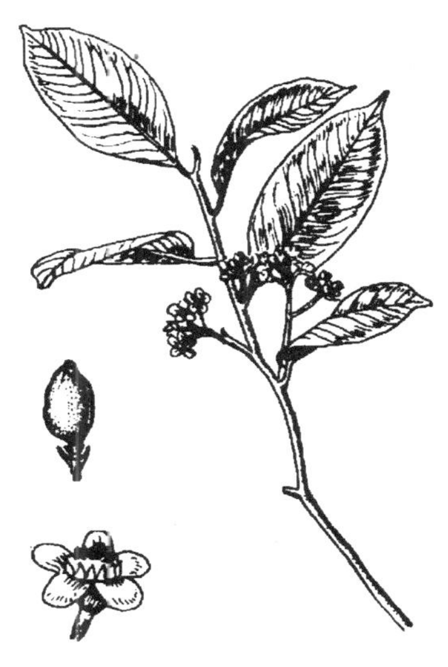

据《梁书》记载：“沉木者，古人断之，积以岁月，朽烂而心节独在，置水中则沉，故名曰沉香。”——正是因为具有这种“置水中则沉”的特性，所以沉香又叫沉水香。而鉴别优质沉香的简便方法之一就是：取一盆清水，放入沉香，看它能否沉至水底。

沉香又名牙香树、白木香，它还有一个美丽的名字叫做“女儿香”。沉香是原产南中国的常绿乔木，有平滑及浅灰色的树干，卵形及叶脉幼细的叶片和黄绿色的小花。在夏天，可看到一个个绿色的果实挂在树上。

沉香的用途广泛，它的树脂可制成香料或供药用，木材可制线香，而树皮可用来造纸。由于分布地区不断缩小，已被列为国家二级保护野生植物。

据史书记载，沉香在唐朝已传入广东，宋朝普遍种植，因为主要集中在东莞地区，所以又名莞香。关于莞香，当地人流传着一个美丽的故事：莞香的洗晒由姑娘们负责，她们常将最好的香块偷藏胸中，以换取脂粉，香中极品“女儿香”由此得名。

沉香，又名“沉水香”，“水沉香”，古语写作“沈香”（沈，同沉）。古代常说的“沉檀龙麝”之“沉”，就是指沉香。沉香香气高雅，而且十分难得，自古以来即被列为众香之首。与檀香不同，沉香并不是一种木材，而是一类特殊的香树“结”出的，混合了油脂（树脂）成分和木质成分的固态凝聚物。而这类香树的木材本身并无特殊的香味，而且木质较为松软。据现在的研究发现，瑞香科沉香属的几种树木，如马来沉香树、莞香树、印度沉香树等都可以形成沉香。

沉香是我国名贵中草药材，也是稀有的高级香料，其经济价值极高，产品供不应求，国内外奇缺，价格贵如黄金，正所谓“一片万钱”。沉香嗅之有香气，燃之有愉快的芳香，让人闻之周身舒悦。在古代，焚香和熏香是贵族、官僚、富豪常见的风习。

沉香入药始载于《名医别录》。其味辛苦，性温，归脾、胃、肾经。功能行气止痛，温中止呕，纳气平喘。用于胸腹胀痛，胃寒呕吐及虚喘证。具有“温而不燥，行而不泄”之特性。

沉香辛香性温，行气而止痛。用于治疗寒凝气滞之胸腹疼痛，常与乌药、木香等同用；用于治疗脾胃虚寒之脘腹冷痛，常配以肉桂、干姜、附子等。如验方用沉香、肉桂等份研末，治疗寒性胃痛，疗效较好。

沉香温散寒邪而止呕，用于胃寒呕吐、呃逆时，可与陈皮、胡椒等同用。《本草经疏》有如此论述：“沉香治冷气，逆气，气结，殊为要药。”

沉香温肾纳气，降逆平喘，治疗下元虚冷、肾不纳气之虚喘证，可与肉桂、附子、补骨脂等同用。

沉香尚可用于治疗大肠虚秘，小便气淋，男子精冷等症。

沉香不宜久煎，如用于煎剂时宜后下，常用量为1～3g，或磨汁冲服。如入丸散剂中，每次用量0.5～1g。对阴虚火旺、气虚下陷者慎用。药材宜保存置阴凉干燥处，防止走油、干枯。

认识一下沉香药材

沉香为瑞香科植物沉香或白木香含有树脂的木材，沉香主产于东南亚、印度等地，白木香主产于海南、广东、云南、台湾等地。割取含树脂的木材后，除去不含树脂的部分，阴干后，锉末，生用。从产地上讲，以中国海南岛产者为上品，印度、伊朗产者次之，越南、泰国产者又次之。药材以质坚实体重，含紫黑树脂多，香气浓，味苦，无腐木，无白木，无蒸过者为最佳品，有“黑金”之称。沉香品种多，品名不一：呈鹧鸪斑者叫黄沉；呈牛角色者叫黑沉；咀之软，削之卷者叫黄蜡，很难得；水中浮者叫栈沉；水中半沉者叫煎沉。现用沉香多为进口。

沉香树高约30～40公尺，当沉香树的表面或内部形成伤口时，为了保护受伤的部位，树脂会聚集于伤口周围。当累积的树脂浓度达到一定的程度时，将此部分取下，便为可使用的沉香。然而，伤口并不是树脂凝聚的唯一原因，沉香树脂亦会自然形成于树的内部及腐朽的部位。沉香是如何形成的呢?

主要有两条途径:

一为天然形成，在沉香木质中偶有黑色芳香性之脂膏凝结，逐渐向四周扩散，侵蚀木质，因之变化为含有棕黑色树脂而增重，即为天然沉香之佳品，其中亦有经过多年水浸而形成牛角色，称之为水浸沉香，是难得的珍品。此等沉香为一级沉香或特级沉香。

二为人工或受自然界虫蛀形成，在树根或基部树身经刀斧砍伤，多年后，由于棕黑色树脂溢泌浸渗令木质变棕而含油。这种沉香少数有二级，多数三四级或级外沉香，疗效较差。

虫蛀形成的沉香较刀斧砍伤形成的沉香较胜，可有一级二级沉香，香味较浓，味较苦，品质亦较好，其中少数形成沉水香。

采取后的沉香通常需要加工以去除木质部分，加工后的沉香多呈不规则块状、片状或盔状。一般长约 7 ~ 30 公分，宽约 1.5 ~ 10 公分，但也有大于一公尺的珍品。沉香木质表面多凹凸不平，以黑褐色含树脂部分与黄白色不含树脂部分相间斑纹组成，可见加工的刀痕。沉香折断面呈刺状，孔洞及凹窝部分多呈朽木状，判断沉香以身重结实，棕黑油润，无枯废白木，燃之有油渗出，香气浓郁者为佳。

沉香树脂的特征为质地坚硬、沉重，其味辛、苦。树脂极为易燃，燃烧时可见到油在沸腾。在燃烧前树脂本身几乎没有香味。颜色依等级而分，依次为绿色、深绿色、微黄色、黄色、黑色。树脂颜色不同，燃烧时所释放出来的香味也有所不同。

决定沉香等级的最重要标准为其树脂的含量。沉香树脂极为沉重，虽然原木的比重只为 0.4，当树脂的含量超出 25% 时，任何形态的沉香（片、块、粉末）均会沉于水。沉香的名称正是来自于其沉于水的特性。

沉香形成通常需数十年的时间，树脂含量高者更需要数百年的时间，故自古以来沉香的供给远远赶不上需求。近年来由于人们对珍贵沉香趋之若鹜，使得沉香供给几近枯竭。印度及不少东南亚国家尝试人工培植沉香树脂，但上等沉香生产周期过长，人工培育10～20年也只能生产出树脂含量极低的沉香（几乎不含任何树脂）。由于上等沉香取得极为困难，且价格日益昂贵，故不少人以假沉香或品质低劣者鱼目混珠，消费者需细心辨识。

国产沉香：又名海南沉香，为植物白木香含有树脂的木材，多呈不规则块状或片状，长3～15厘米，直径3～6厘米。表面凹凸不平，有加工的刀痕。可见黑褐色的含树脂部分与黄色的木部相间，形成斑纹，其孔洞及凹窝的表面呈朽木状。质较轻，折断面刺状，棕色。大多不能沉水。有特殊香气，味苦，燃烧时有油渗出，发浓烟，香气浓烈。主产广东、海南岛，广西亦产。

进口沉香：为植物沉香的含有树脂的木材，多呈盔帽形、棒状或片状，外形极不规则，长7～20厘米，直径1.5～6厘米。表面褐色，常有黑色与黄色交错的纹理，平滑光润。质坚实，沉重，难折断，用刀劈开，破开面呈灰褐色。能沉于水或半沉半浮。有特殊香气，味苦。燃烧时有油渗出，香气浓烈。主产印度、马来西亚等地。

人造沉香

选择树干直径30厘米以上的大树，在距地面1.5～2.0米处的树干上，用刀顺砍数刀，深约3～4厘米，待其分泌树脂，经数年后，即可割取沉香。还可以在距地面约1米处的树干上，凿成深3～6厘米，直径约3～10厘米的数个小口，俗称“开香门”，然后用泥土封好，待伤口附近木质部分泌树脂，数年后生产沉香，即可割取。亦有枯死的白木香树，有时亦可找到沉香，再用小刀剔除不含树脂的部分，晒干后即为成品。

现代发现

沉香中含有挥发油，油中主要含苄基丙酮、对甲氧基苄基丙酮，以及桂皮酸、对甲氧基氢化桂皮酸等。药理研究证明沉香有解痉作用，沉香的水煎液和水煎醇沉液对实验家兔、豚鼠的离体小肠有抑制作用；沉香具有中枢抑制作用；沉香煎剂对人型结核杆菌有完全抑制作用，对伤寒杆菌及福氏痢疾杆菌亦有较强的抗菌作用；沉香所含挥发油有麻醉、止痛、肌松作用，能促进消化液分泌及胆汁分泌等，同时尚有镇静、止喘作用。

其他常用的降气药

木香、川楝子、荔枝核、青木香。

19 辛凉之最——薄荷

在炎热的夏季，我们到郊区游玩，常常会看到溪边生长着一丛丛碧绿的草叶，摘下一片草叶，用手轻轻一拈，便会有一股清香扑鼻而来，令人清爽舒畅，心旷神怡。这种具有清凉芳香气味的小草叫“薄荷”。

传说薄荷的原名出自希腊神话。冥王哈迪斯（Hades）爱上了美丽的精灵曼茜（Menthe），冥王的妻子佩瑟芬妮（Persephone）十分嫉妒。为了使冥王忘记曼茜，佩瑟芬妮将她变成了一株不起眼的小草，长在路边任人踩踏。可是内心坚强善良的曼茜变成小草后，她身上却拥有了一股令人舒服的清凉迷人的芬芳，越是被摧折踩踏就越浓烈。虽然变成了小草，她却被越来越多的人喜爱。人们把这种草叫薄荷（Mentha）。罗马人

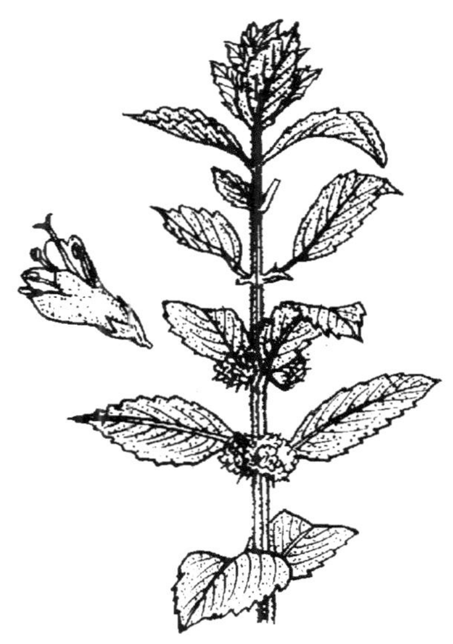

与希腊人都很喜欢薄荷的味道。在节庆时，他们还会把薄荷织成花环佩带在身上。埃及人则把一包包薄荷与大茴香、小茴香充当赋税。

薄荷为唇形科植物薄荷或家薄荷的全草或叶。多生于山野湿地河旁，根茎横生地下。叶对生，花小淡紫色，唇形，花后结暗紫棕色的小粒果。薄荷是常用中药之一。它是性辛凉发汗解热药，治流行性感冒、头疼、目赤、身热、咽喉、牙床肿痛等症。还可治神经痛、皮肤瘙痒、皮疹和湿疹等。光棚温室采摘的薄荷又是春节餐桌上的鲜菜，清爽可口。平常以薄荷代茶，清心明目。我们平时经常嚼食的带清凉香味的薄荷口香糖就是用它的清香成分制成的。薄荷是世界三大香料之一，号称“亚洲之香”，广泛应用于医药、化工、食品等领域。

薄荷产品（薄荷脑和薄荷素油）具有特殊的芳香、辛辣感和凉感，主要用于食品、烟草、酒、清凉饮料、化妆品、牙膏、香皂加香等。在医药上广泛用于驱风、防腐、消炎、镇痛、止痒、健胃等。

我国历来是薄荷脑和薄荷素油的出口大国，产品在国际市场享有盛名，远销几十个国家和地区，外汇收入可观。薄荷根系在生长期间向土壤中分泌的物质有抑菌作用，对棉花的几种主要病虫害，如棉花枯萎病、立枯病以及棉蓟马和棉蚜等，具有明显抑制作用，尤以对棉花枯萎病防效显著，可在棉花重病区实行薄荷棉花轮作。

薄荷分布及产地

世界薄荷属植物约有 30 种，薄荷包含了 25 个种，除了少数为一年生植物外，大部分为具有香味的多年生植物。目前的主产地是美国，最好的薄荷产自英国。茎长约 90 厘米，毛茸茸的叶片呈锯齿状，花顶生，开紫色、白色和粉红色的花穗。中国现有 12 种，为人们所常知的主要是胡椒薄荷和绿薄荷。由于薄荷适应能力很强，只要是温暖潮湿的环境就能生长，所以在我国大部分地区都能生长，其中江苏、江西、浙江所产的薄荷品质较佳。

薄荷商品特征

薄荷的采收：大部分产区每年收割 2 次，第 1 次（头刀）在小暑至大暑间。第 2 次（二刀）于寒露至霜降间，割取全草，晒干。广东、广西温暖地区 1 年可收割 3 次。

干燥全草，茎方柱形，长 15 ~ 35 厘米，直径 2 ~ 4 毫米，黄褐色带紫，或绿色，有节，节间长 3 ~ 7 厘米，上部有对生分枝，表面被白色绒毛，角棱处较密，质脆，易折断，断面类白色，中空。叶对生，叶片卷曲而皱缩，多破碎。上面深绿色，下面浅绿色，具有白色绒毛，质脆。枝顶常有轮伞花序，黄棕色，花冠多数存在。气香，味辛凉。以身干、无根、叶多、色绿、气味浓者为佳。

胡椒薄荷：花穗呈紫色，株高为 30 ~ 90 厘米。

苹果薄荷：全株均披覆绒毛，叶子为圆形，有苹果的香味，故名苹果薄荷，株高为 60 ~ 90 厘米。

绿薄荷：花穗呈白色，清淡的香味，叶脉明显，株高为 60 ~ 100 厘米。

普列薄荷：花穗呈粉红色，对寒冷较为敏感，株高为 10 ~ 40 厘米。

凤梨薄荷：叶面有粉绿色的斑点，因为外形漂亮美观常用来当作观赏用，株高为 10 ~ 50 厘米。

柠檬香水薄荷：又名香蜂草，株高 50 ~ 80 厘米左右，为多年生的草本植物，非常耐寒易栽种，花叶用于泡茶，具有放松心情、帮助睡眠和促进消化的功用。

薄荷都有哪些临床应用

1. 用于风热感冒，温病初起

薄荷辛以发散，凉以清热，清轻凉散，为疏散风热常用之品，故可用治风热感冒或温病初起，邪在卫分。头痛、发热、微恶风寒者，常与银花、连翘、牛蒡子、荆芥等同用，如银翘散。

2. 用于头痛目赤，咽喉肿痛

薄荷轻扬升浮、芳香通窍，功善疏散上焦风热，清头目、利咽喉。用治风热上攻，头痛目赤，多配合桑叶、菊花、蔓荆子等；用治风热壅盛，咽喉肿痛，常与桔梗、生甘草、僵蚕、荆芥、防风等同用。

3. 用于麻疹不透，风疹瘙痒

薄荷质轻宣散，有疏散风热，宣毒透疹之功，用治风热束表，麻疹不透，常与蝉蜕、荆芥、牛蒡子、紫草等同用，如透疹汤；治疗风疹瘙痒，可与苦参、白鲜皮、防风等同用，取其祛风透疹止痒之效。

4. 用于肝郁气滞，胸闷胁痛

本品兼入肝经，能疏肝解郁，常配合柴胡、白芍、当归等疏肝理气调经之品，治疗肝郁气滞，胸胁胀痛，月经不调，如逍遥散。

此外，本品芳香辟秽，还可用治夏令感受暑湿秽浊之气所致腹痛吐泻等症，常与藿香、佩兰、白扁豆等同用。

薄荷一般用量为 3 ~ 15g，煎服宜后下。其叶长于发汗，梗偏于理气。薄荷芳香辛散，发汗耗气，故体虚多汗者不宜使用。

薄荷用途真不少

薄荷有刺激和抑制神经的作用：薄荷产品具有刺激的功效，作用于皮肤有灼感和冷感，同时它对感觉神经末梢又有抑制和麻痹的作用。因此，可用作抗刺激剂和皮肤兴奋剂。既对皮肤瘙痒具有抗过敏和止痒作用，又对神经痛和风湿关节痛具有明显的缓解和镇痛作用。

薄荷有消炎和抗菌的作用：薄荷产品对蚊虫叮咬的皮肤有脱敏、消炎和抗菌的作用。对上呼吸道感染亦有明显的上咳、消炎和抑菌作用。

薄荷有健胃和驱风的作用：口含有薄荷产品的方剂，对于味觉神经和嗅觉神经有兴奋的作用。它对口腔粘膜有灼热感和刺激作用，能促进口腔流涎，增进食欲，增加胃粘膜的供血量，改善消化功能。有益于治疗食积不化、解除胃脘胀满的感觉。也可治疗呃逆和痉挛性胃痛。此外，薄荷在肠道内亦有较好的驱风作用，能减轻肠充气，弛缓肠肌蠕动，具有减缓肠疝痛的作用。

薄荷还有芳香和调味的作用：主要利用薄荷所特有的清凉润喉芳香宜人的气味，来掩盖和改善一些具有异味和难以吞服的药物。

1. 入药

薄荷的入药方式主要有三种：薄荷干叶或薄荷全草用于中草药煎剂或中成药方剂；薄荷脑晶体或薄荷锭用于中成药或西药配方；薄荷素油或精油用于中西药配方。

含薄荷的内服药主要有：人丹、十滴水、霍香正气水、止咳糖浆、解痉镇痛酊、胃痛宁口服液、保喉片、润喉片等。

含薄荷的外用药主要有：清凉油、红花油、白花油、风油精、痱子水、止痒凝露、止痒水、痱子粉、炉甘石搽剂、无极膏、皮炎平膏、伤湿止痛膏、鼻嗅通等。

含薄荷的注射液主要有：复方薄荷注射液。

2. 作为食品添加剂

在一些食品、糕点、糖果、酒类、饮料中加入微量的薄荷香精，即具有明显的芳香宜人的清凉气味，能够促进消化、增进食欲。薄荷作为食品添加剂使用的糖果、糕点主要有清凉薄荷糕、健胃八珍糕、薄荷糖、棕子糖、口香糖、润喉糖等；使用薄荷产品的酒类、饮料主要有薄荷酒、薄荷茶、薄荷露、薄荷清凉饮料以及具有解酒作用的薄荷蜂蜜水等。

3. 烟草矫味剂

烤烟时加入薄荷脑，可以明显减弱烟草的辛辣刺激味，变得温和而高雅，适口感更强。

4. 日化加香杀菌剂

在牙膏、牙粉、漱口水等口腔清洁用品中的用量较大；在冷霜、剃须膏、须后水、花露水、香水、香皂、洁面乳、面膜、洗发膏、洗发水、洗手液、沐浴露、防晒霜等护肤化妆品和洗涤用品中也有少量应用；在空气清新剂、卫生杀菌、杀虫剂、面巾、卫生巾以及除臭杀菌的鞋垫、保健内衣、被褥等家庭卫生用品中加入适量薄荷脑油，既有清凉芳香之功效，又有杀菌消毒作用。

薄荷美食

薄荷具有医用和食用双重功能，主要食用部位为茎和叶，也可榨汁服。在食用上，薄荷既可作为调味剂，又可作为香料，还可配酒、冲茶等。

1. 薄荷凉茶

薄荷 3g（鲜叶 15g），胖大海 1 枚，麦冬 5g，洗净，用开水浸泡 15 分钟后加冰糖适量调味。代茶饮。有清热解暑，疏风利咽的功效。适用于夏季暑热，口燥咽干，咽喉肿痛等。

2. 薄荷凉菜

薄荷鲜叶 300g，洗净。用开水焯一下。放入盐、醋、香油等调料，佐餐食用。有消暑利咽，清利头目，疏肝解郁的功效，适用于夏季烦热，咽痛目赤，胁肋胀痛等症。

3. 薄荷粥

薄荷 10g（鲜叶 50g），先将大米煮成粥，再将薄荷用 100 毫升的开水浸泡 10 分钟，滤去薄荷，将药液放入粥中。可加冰糖适量。有清爽解暑，疏风散热，增进食欲，帮助消化的作用。

4. 薄荷膏

薄荷 15g，糯米、绿豆各 500g，白糖 25g，桂花少许。先将绿豆煮至烂熟，再加入白糖、桂花和切碎的薄荷叶做成馅备用。把糯米焖熟，与薄荷绿豆馅混合切成膏状。有清暑健脾、开胃消食的作用。

5. 薄荷冷饮

薄荷鲜叶 5 片，猕猴桃 1 个。猕猴桃洗净削皮，切成小块，与薄荷叶一起放入果汁机中打碎，加适量冷开水及白糖。有消暑止渴，清凉开胃的作用。

6. 薄荷豆腐

豆腐 2 块，鲜薄荷 50 克，鲜葱 3 条，加 2 碗水煎，煎至水减半，即趁热食用。可治疗伤风鼻塞、打喷嚏、流鼻涕等症。

7. 薄荷鸡丝

鸡胸脯肉 150 克，切成细丝，加蛋清、淀粉、精盐拌匀待用。薄荷梗 150 克洗净，切成同样的段。锅中油烧至 5 成热，将拌好的鸡丝倒入锅下油。另起锅，加底油，下葱姜末，加料酒、薄荷梗、鸡丝、盐、味精略炒，淋上花椒油即可。可消火解暑。

8. 鲜薄荷鲫鱼汤

活鲫鱼 1 条，剖洗干净，用水煮熟，加葱白 1 根，生姜 1 片，鲜薄荷 20 克，水沸即可放调味品和油盐，汤肉一起吃。每天吃 1 次，连吃 3 ~ 5 日。可治小儿久咳。

其他常用的辛凉药

葛根、淡豆豉。

20 重镇安神之最——朱砂

丹砂，就是朱砂。它在远古时代就被我们的先民使用了。2500年前的《山海经》就有过朱砂的记载。随着时代的推移及应用的不断广泛，它又有了许多雅名：神砂、真珠、日精、太阳、朱雀等。

朱砂为硫化物类矿物辰砂族辰砂，主含硫化汞（HgS）。主产于我国湖南、贵州、四川、广西、云南等地。因古时湖南辰州所产质量最好，故又叫辰砂，为道地药材。

《神农本草经》认为：朱砂药性微寒，寒属水而入肾；味甘无毒，甘属土而入脾；颜色赤，赤色属火而入心。因此朱砂能主治身体五脏百病，是平和的药物，但凡身体五脏的病症，都可服用而无顾忌。

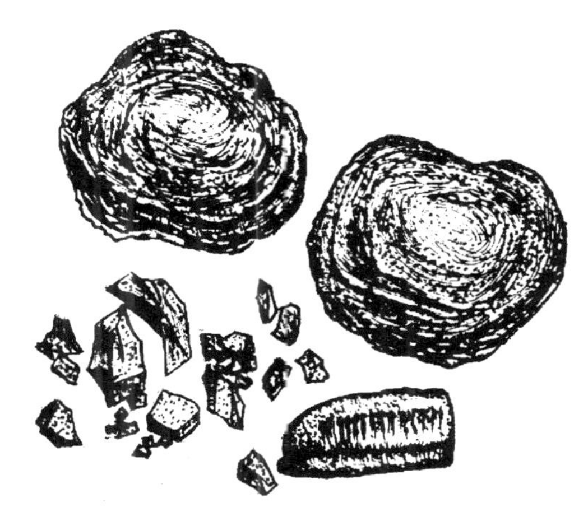

由于药气入心肾，心肾得到调理而相交，心肾相交就自

然保养精神，从而又使魂魄安宁。朱砂味甘而补脾，补脾就会增益元气。又由于属于“金石”类药，金有光泽而能鉴物，所以有明目的功效。色赤象征火，火能照物辟阴邪，所以又能“杀精魅邪恶魔”。又因朱砂能使肾水升而心火降，形成心肾相交，所以久服此药，便能延年不老。

现代中医认为，朱砂甘寒质重，寒能降火，重可镇怯，专入心经，即可重镇安神，又能清心安神。可治心火亢盛，内扰神明之心神不宁、惊悸怔忡、烦躁不眠，常与黄连、栀子、磁石、麦冬等合用，以增强清心安神之功效；若与当归、生地黄、炙甘草等同用，可治心火亢盛，阴虚不足之失眠多梦、惊悸怔忡、心中烦热，如朱砂安神丸（《内外伤辨惑论》）；阴血虚者，还可与酸枣仁、柏子仁、当归等配伍。

朱砂质重而镇，略有镇惊止痉之功。常与牛黄、麝香等开窍、息风药同用，治疗温热病，热入心包或痰热内闭所致的高热烦躁，神昏谵语，惊厥抽搐，如安宫牛黄丸（《温病条辨》）；治小儿惊风，又常与牛黄、全蝎、钩藤配伍，如牛黄散（《证治准绳》）；用治癫痫卒昏抽搐，常与磁石同用，如磁朱丸（《千金方》）；若小儿癫痫，可与雄黄、珍珠等药研末为丸服，如五色丸（《小儿药证直诀》）。

此外，朱砂性寒，不论内服、外用，均有清热解毒作用。用治疮疡肿毒，常与雄黄、山慈菇、大戟等同用，如太乙紫金锭（《外科正宗》）；若咽喉肿痛，口舌生疮，可配以冰片、硼砂外用，如冰硼散（《外科正宗》）。

朱砂采集

朱砂主含硫化汞（HgS），其含量在95%以上。有时夹杂少量土质、雄黄、磷灰石等。劈开辰砂矿石，取出岩石中夹杂的少数朱砂，可利用浮选法，将凿碎的矿石放在直径尺余的淘洗盘中，左右旋转，因其密度不同，故砂沉于底，石浮于上。除去石质后，再将朱砂劈成片、块状。其片状者称为“镜面砂”，块状者称为“豆瓣砂”，碎末者称为“朱宝砂”。

朱砂性状及市场常见商品

朱砂，三方晶系。晶体呈厚板状或菱面体，在自然界中单体少见，多呈粒状、致密状块体出现，也有呈粉末状被膜者。颜色为朱红色或黑红色，有时带铅灰色。条痕为红色。金刚光泽，半透明。有平行的完全纹理，断面呈半贝壳状或参差状，硬度2~2.5，比重8.09~8.20。体重，质脆，片状者易破碎，粉末状者有闪烁的光泽，无味。

1. 朱宝砂

又名洋尖砂、泽光砂。呈细小片状块或颗粒状，色红明亮，触之不染手。

2. 镜面砂

又名劈砂、片砂。呈斜方形或长条形的片状，厚薄不一，边缘不齐，色红而鲜艳，光亮如镜面微透明，质较松脆，易破碎。

3. 豆瓣砂

又名豆砂，个砂。呈块状，较大，方圆形或多角形，颜色发暗或现灰黑，体重质坚而不易碎。

上述药材均以红色鲜艳、有光泽、微透明、无杂质者为佳。不溶于水、硝酸及硫酸，但能溶于王水和硫化钠溶液。

教你几个识别伪品朱砂的方法

1. 性状识别

正品朱砂为块状或颗粒状集合体，呈颗粒状或块片状，鲜红色或暗红色，条痕红色或暗红色，具光泽，体重，质脆，片状者易破碎，粉末状有闪烁的光泽，无臭，无味。本品水飞时，片状或颗粒物易研碎，其混悬液呈朱红色，乳钵底部无残渣。

伪品朱砂呈粉末状，呈暗红褐色，略带少量规则颗粒，颗粒具光泽，体重，质坚，无臭，无味。本品粉末触之染手，直火加热，暗红褐色迅速褪去，成银灰色的粉末。水飞时，其颗粒不易研碎，其混悬液呈黑褐色，倾尽混悬液后，可见一层银灰色的砂状物。

2. 理化鉴别

取正品朱砂粉末 20g，装入密闭管中加热，管壁上出现黑色硫化汞，但加入碳酸钠共煮时，则可见金属汞球。同样取伪品粉末 20g，装入密闭管中加热，管壁上无任何物质出现。

朱砂为什么有毒

朱砂为无机汞化物，汞与人体蛋白质中的巯基有特别的亲和力，高浓度时，可抑制多种酶的活性，使代谢发生障碍，直接损害中枢神经系统。急性中毒的表现主要为尿少或闭尿、浮肿，甚至昏迷抽搐、血压下降或因肾功能衰竭而死。慢性中毒者口有金属味、流涎增多、口腔黏膜充血、溃疡、牙龈肿痛、出血、恶心、呕吐、腹痛腹泻、手指或全身肌肉震颤，肾脏损害可表现为血尿、蛋白尿、管型尿等。朱砂中毒的原因主要有以下几个方面：

1. 剂量过大

朱砂镇心安神，常用于风痰诸痫、精神恍惚、口吐白沫等证。临床对癫痫等精神疾患治疗时，常大剂量口服朱砂，致使中毒者屡有发生。2005版《中华人民共和国药典》明确指出：含有朱砂的药中，朱砂含量应为0.1～0.5g，因此日服用量不能超过0.5g。

2. 长期服用造成积蓄中毒

临床有患者因患顽固性失眠症而长期服用朱砂安神丸等含朱砂制剂，结果造成慢性肾功能衰竭。现代研究发现：当人体汞的积蓄量达到100mg时，即可发生中毒反应。按照汞在人体内代谢速度推算，每天吸收10mg汞，经过10.5天体内积蓄量即可达到100mg。因此，对一般患者，连续服用朱砂及其制剂的时间不宜超过7天。

3. 制备、服用方法不当

一些中药常用朱砂包衣，以提高其安神作用，如朱茯苓等。这些药常与其它中药一起入汤剂同煎，结果造成汞中毒。因此，朱砂入汤剂时，应用煎制好的药液或温开水冲服，禁止与群药同煎；朱砂挂衣的药物不宜入汤剂，因其不溶于水而沉附于煎器底部，经长时间受热发生化学变化，可析出汞及其它有毒物质，增加毒性。同时，朱砂应避免与含铝成分的药物（如明矾）同用，也不宜将朱砂置于铝器中加水研磨，或盛放在铝制器皿中。因朱砂与铝会发生化学反应，而导致中毒。

4. 配伍不当

研究表明，含朱砂的中成药不宜与碘化物、溴化物配伍同用。两者同时服用可在肠道内生成碘化汞或溴化汞，毒性大大增强，可导致药物性肠炎。而最有机会接触到这三种药物的要数神经衰弱和失眠患者。因此，此类患者服用含朱砂的安神中药时，一定不要同时服用三溴合剂之类含溴化物的西药。

5. 体质因素

肝肾功能不全的患者和小儿，更易出现汞中毒的情况。因此，《药典》规定，肝肾功能不全者禁服朱砂。

综上所述，朱砂在临床应用中，功过两分，既发挥了重要的医疗作用，又可能对人体造成严重的不良后果，其中毒原因是由多方面因素造成的。故在临床应用时，要严格按照《药典》规定和医师的处方使用。

关于朱砂你还知道哪些

朱砂除了药用外，还是一种很好的颜料。我国利用朱砂已有悠久的历史，“涂朱甲骨”指的就是把朱砂磨成红色粉末，涂嵌在刻痕中以示醒目，这种做法距今已有几千年的历史了。用朱砂染成的红色非常纯正、鲜艳。1972 年长沙马王堆汉墓出土的大批彩绘印花丝织品中，有不少花纹就是用朱砂绘制成的，这些朱砂颗粒研磨得又细又匀，埋葬时间虽长达两千多年，但织物的色泽依然鲜艳无比。可见西汉时期炼制和使用朱砂的技术水平是相当高超的。

东汉之后，为寻求长生而兴起的炼丹术，使中国人对无机化学的认识有了很大提高，并逐渐开始运用化学方法生产朱砂。为与天然朱砂区别，古时人们将人造的朱砂称为银朱或紫粉霜。其主要原料为硫磺和水银，这是我国最早采用化学方法炼制的颜料。

朱砂入药的验方

1. 治心神不安，怔忡失眠

朱砂 30g，黄连 45g，当归、生地、炙甘草各 15g。上药研成细末，汤浸后蒸饼做成黏米大小的丸，每次服用 15 丸。

2. 治咽喉肿痛

朱砂 0.3g，水飞研末，芒硝 45g。上药拌匀，不时吹入喉中。

3. 治癫痫狂乱

取猪心 2 个，切碎放入朱砂 62g，灯芯草 93g，用麻扎好，放在石器中煮 1 小时，取砂研末，与 62g 茯神末混合，加酒，做成梧桐子大小的丸。每次用麦冬汤送服 9 ~ 15g。病情严重的，可用乳香、人参汤送服。

附：中国的炼丹文化

中国炼丹术源自古代神话传说中长生不老的观念，较早的炼丹活动起源于公元前 3 世纪，到东汉时期，方士们的神仙思想发展为道教，炼丹的风气便深入民间。由于“长生不老”的巨大吸引力，上至帝王将相，下至山野散人，对炼丹皆趋之若鹜，逐渐发展为一套独特的炼丹文化。

炼丹士们在炼制长生不老药的同时，将化学与医学紧密联系在一起，因此许多著名的炼丹家同时是大医学家。如东晋著名炼丹家葛洪，他所著的丹书《抱朴子·内篇》集魏晋炼丹术之大成，是重要的炼丹术专著之一。

丹砂是炼丹的主要原料之一，其他常见原料还有：雄黄、白矾、曾青、磁石。

其他常用的重镇安神药

磁石、龙骨、琥珀。

21 安神之最——酸枣仁

酸枣可药食两用，人们或用它来调节胃口，或配伍入药，或制成饮品服用，功效卓著。在众多干果中，就用途广、益处多而言，酸枣可谓独领风骚。人们用酸枣来酿酒、酿醋、制糖、酿饮料，制成各种果脯、果冻、果酱等，深受群众喜爱。除此之外，还可根据人们的需要采用不同的食谱配方来调理身体，祛除疾病。

要想睡得好，枣仁是个宝

酸枣仁，又名枣仁子、别大枣、刺枣。为鼠李科植物酸枣的干燥成熟种子。主产于河北、陕西、辽宁、河南、山西、山东、甘肃等地。

酸枣仁，性平，味酸。归心、肝、胆经。酸枣仁具有养肝、宁心、安神、敛汗之功效。可治虚烦不眠，惊悸怔忡，烦渴，虚汗。《神农本草经》中说，枣仁味酸，性平。主治心脾间寒热病邪，可解除致病物质滞留体内所引起的气机阻滞、积聚不散等症，还能治疗四肢酸痛及湿邪滞留而引起的风湿病。长期服用能调畅五脏，使人身轻。

现代中医认为，酸枣仁味甘，入心、肝经，能养心阴，益肝血而有安神之效，为养心安神要药。主治心肝阴血亏虚，心失所养，神不守舍之心悸、怔忡、健忘、失眠、多梦、眩晕等症，常与当归、白芍、何首乌、龙眼肉等补血药、补阴药配伍；若治肝虚有热之虚烦不眠，常与知母、茯苓、川芎等同用，如酸枣仁汤（《金匮要略》）；若心脾气血亏虚，惊悸不安，体倦失眠者，可与黄芪、当归、党参等补养气血药配伍应用，如归脾汤（《校注妇人良方》）；若心肾不足，阴亏血少，心悸失眠，健忘梦遗者，可与麦冬、生地、远志等合用，如天王补心丹（《摄生秘剖》）。

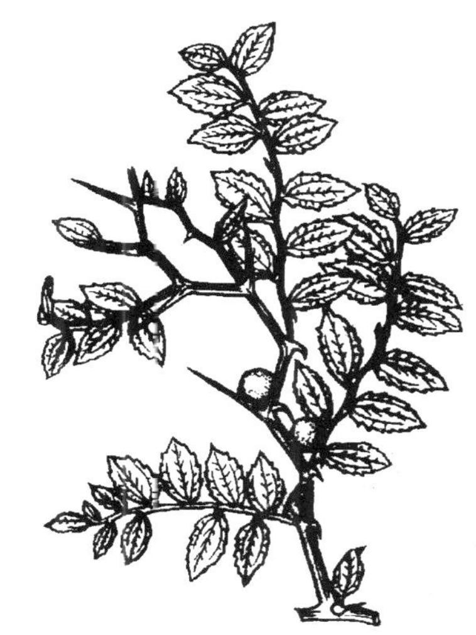

酸枣仁味酸能敛而有收敛止汗之功效，常用于体虚自汗、盗汗。与五味子、山茱萸、黄芪等益气固表止汗药同用。

此外，本品还有敛阴生津止渴之功效，常与生地、麦冬、天花粉等养阴生津药同用，治疗伤津口渴咽干。

在临床上，酸枣仁有生用熟用之分。现代研究发现，生枣仁与炒枣仁功用基本相同，均有宁心安神作用。但生枣仁性平，宜入清剂中，具有养心安神，滋补肝肾的作用。用于心阴不足或肝肾亏损及肝胆虚热所致的失眠、惊悸、眩晕、耳鸣、目暗不明等。炒枣仁性偏温补，宜入温剂，长于养心敛汗。用于气血不足的惊悸健忘、盗汗、自汗、胆虚不眠等。酸枣仁炒后质酥脆，有利于煎出有效成分，提高疗效。

酸枣仁主含皂苷，其组成为酸枣仁皂苷 A 及 B。并含三萜类化合物及黄酮类化合物。此外，含大量脂肪油、多种氨基酸、维生素 C、多糖及植物甾醇等。

酸枣仁皂苷、黄酮苷具有镇静催眠及抗心律失常作用，并能协同巴比妥类药物的中枢抑制作用。其水煎液及醇提液还有抗惊厥、镇痛、降体温、降压作用。

此外，酸枣仁还有降血脂、抗缺氧、抗肿瘤、抑制血小板聚集、增强免疫功能及兴奋子宫作用。

酸枣仁的特征及采收、炮制

酸枣仁于秋季果实成熟时采收，将果实浸泡一夜，搓去果肉，捞出，用石碾碾碎果核，取出种子，晒干。

成熟干燥的酸枣仁种子呈扁圆形或椭圆形，长5～9毫米，宽5～7毫米，厚约3毫米。表面赤褐色或紫褐色，未成熟者色浅或发黄，光滑。一面较平坦，中央有一条隆起线或纵纹，另一面微隆起，边缘略薄，先端有明显的种脐，另一端具微突起的合点，种脊位于一侧不明显。剥去种皮，可见类白色胚乳粘附在种皮内侧。子叶两片，类圆形或椭圆形，呈黄白色，肥厚油润。气微弱，味淡。以粒大饱满，外皮紫红色，无核壳者为佳。

其炮制方法：

(1) 酸枣仁：原药放在竹箩中，沉入清水缸中，使酸枣仁浮在水面，壳沉于水底，将枣仁捞出，晒干。

(2) 炒枣仁：取洁净的酸枣仁，置锅中用文火炒至外皮鼓起并呈微黄色，取出，放凉。

(3) 焦枣仁：取洁净的酸枣仁，置锅中用武火炒至五成变黑红色，取出，放凉。

枣仁药用

1. 治疗多种半夜子时发作的疾病

酸枣仁30g，生甘草10g，水煎2杯。夜间10点顿服。治疗半夜子时发病的多种属虚证的疾病。

有报道，用酸枣仁40g，炒白术20g，干姜10g，甘草12g，治疗半夜子时发胃病者有效。

2. 偏头痛

酸枣仁30g，川芎35g，水煎服，5日为1疗程。此外，据临床验证，酸枣仁治疗头痛、胁痛、胃痛、腰痛都有效，以虚证疼痛疗效更好，用量宜在15g以上，打碎吞服。重者可用到50g，无不良反应。

3. 梦游症

酸枣仁15～30g，浮小麦30g，生地15g，甘草、龙眼肉各12g，郁金、远志、草河车、柏子仁、川贝母各9g，大枣12枚。水煎服，每日1剂，一般服用15～20剂。

4. 遗精

酸枣仁汤，重用炒酸枣仁，每剂30g，煎服。

5. 虚烦不眠

酸枣仁36g，干姜、茯苓、川芎各62g，甘草31g。先用10升水煮枣仁，取汁7升，再放入其它药同煎，得汁3升，分次服用。

6. 惊悸不眠

酸枣仁36g，茯苓、白术、人参、甘草各62g，生姜187g。上药用8升水煮成三成，分次服用。

枣仁美食

1. 泥鳅酸枣仁汤

泥鳅 50g，酸枣仁 50g。泥鳅活杀，去内脏洗净，切段；酸枣仁洗净。同置锅中，加清水 500 毫升，加姜、葱、黄酒，急火煮开 3 分钟，去浮沫，改文火煮 15 分钟，分次食用。具有补心益脾之功效。主治早泄，属心脾两虚型，伴心悸，失眠多梦，自汗纳差者。

2. 酸枣仁粥

酸枣仁末 15g，粳米 100g。先以粳米加水煮粥至将熟，加入酸枣仁末再煮片刻即可。早晚温服。养心，安神，敛汗。适用于神经衰弱，心悸，失眠，多梦，黑眼圈。

3. 酸枣仁酒

酸枣仁、黄芪、赤茯苓、羚羊角、五加皮各 90g，干葡萄、牛膝各 150g，天门冬、防风、独活、桂心各 60g，大麻仁 250g，白酒 4500 毫升。将前 12 味药捣碎，装入布袋，置容器中，加入白酒密封，浸泡 6 ~7天后即可取用。口服，每次空腹温服 15 ~30 毫升，每日 3 次，或随性温服之。益气养肝，祛风除湿，养心安神。本方还有光泽肌肤，润养脏腑之功效，故可用于润肤。

4. 枣仁莲子粥

炒枣仁 15g，莲子 20g，大枣 10 枚（去核），大米 100g。共煮粥食用。主要治疗阳痿心脾两虚型，临床表现为阳事不举，精神不振，夜寐不安，面色无华，眩晕心悸，少气自汗，纳气便溏，舌质黯淡，苔白，脉细弱。

其他常用的安神药

柏子仁、灵芝、缬草、首乌藤、合欢皮、远志。

22 理气之最——枳实

枳实为芸香科植物酸橙、枸橘的幼果。每年 5 ~ 6 月收集自落的果实，除去杂质，自中部横切为两半，晒干或低温干燥，较小的直接晒干或低温干燥。

枳和橘表面形态很相似，所以古人认为二者是一种树。有古语为证："橘生淮南则为橘，生淮北则为枳。"由于生长地域的不同，橘味甘甜，枳味苦涩难食。由此，白居易赋诗："物有似是者，真伪何有识。"不过，枳实虽然不能食用，但却是很好的药材。枳实味辛行散，苦降下行，是破气消积的良药，可治疗食积、泻痢、便秘等肠胃病症。同时，还有化痰除痞的作用，可以治疗胸闷、胸痹等症。

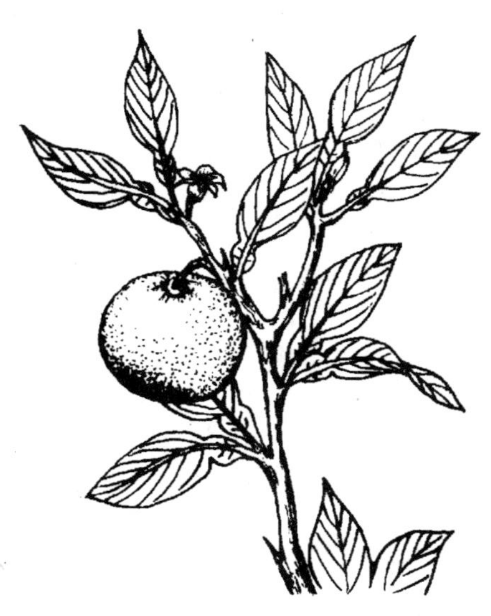

枳实入药

1. 生用

用于胸痹：常与瓜蒌、薤白、厚朴、桂枝等同用，能通阳开结，泄满除痞，用于痰浊内阻，胸阳不振，胸痹疼痛，心中痞满气逆，如枳实薤白桂枝汤（《金匮要略》）。亦可单用本品研末服。

用于痰饮：常与姜半夏、制天南星、茯苓、橘皮、姜竹茹等同用，能祛痰化饮，宽胸畅膈，用于痰涎壅盛，胸膈痞满，咳嗽气喘，恶心纳呆，头晕目眩等。

用于胃下垂：单用本品水煎浓缩，饭前半小时服用，或配蓖麻子油等量，制成10%溶液用离子透入疗法。

2. 制用

用于胃脘痞满：若食积不化，证见脘腹胀痛，嗳腐食臭者，常与山楂、神曲、麦芽等同用，能消食化积；若脾胃虚弱，运化无力，饮食停滞所致脘腹胀满，不思饮食，可与白术同用，有健脾消痞的作用，如枳术丸（《内外伤辨惑论》）。

用于大便秘结：常与厚朴、大黄同用，治疗热结肠胃，脘腹痞满，大便秘结，能行气破结，泻热通便，如小承气汤（《伤寒论》）；若肠有燥热，大便秘结，腹胀或腹痛，则常与麻子仁、大黄、杏仁、厚朴等同用，如麻子仁丸（《伤寒论》）。

用于湿热泻痢：常与黄连（姜水炙）、煨大黄、六神曲（炒焦）、炒泽泻等同用，治湿热积滞，泄泻下痢，里急后重，胸满腹痛，有清热祛湿，消积化滞的作用，如枳实导滞丸（《中成药制药手册》）。

市场常见枳实

1. 绿衣枳实

为植物枸橘的幼果，呈圆球形，直径2~3厘米，商品多横切成半球形。果实表面绿黄色，散有众多小油点及微隆起的皱纹，被有细柔毛。顶端有明显的花柱基，基部有短果柄或果柄脱落后的痕迹。横断面果皮厚3~6毫米，边缘外侧散有1~2个棕黄色油点，瓤囊6~8瓣，囊内汁胞干缩，呈棕褐色；近成熟的果实内每瓤内有种子数粒，呈长椭圆形，中心柱坚实，宽4~6毫米，约占断面直径的1/6。气香，汁胞味微酸苦。主产于福建、陕西、广西等地。

2. 酸橙枳实

为植物酸橙的幼果，完整者呈圆球形，直径0.3~3厘米。外表黑绿色或灰绿色，密被多数油点及微隆起的皱纹，并散有少数不规则的黄白色小斑点。顶端微凸出，基部有环状果柄的痕迹。横切面果皮光滑，淡黄棕色，厚3~7毫米，外果皮下方散有1~2列点状油室，果皮不易剥离，中央褐色，有7~12个瓤囊，每瓤含种子约10粒，中心柱径宽2~3毫米。有强烈的香气，味苦而后微酸。主产四川、江西、浙江。此外广西、湖南等地亦产。产四川者为川枳实，产江西者为江枳实。

3. 香橼枳实

为植物香橼的幼果，呈球形、矩圆形或倒卵球形，直径0.5~3厘米。较小的幼果表面密被黄白色绒毛，渐大则渐秃净而粗糙，灰红褐色或暗棕绿色，有时可见不规则的黄白色斑点，并密生多数油点及网状隆起的粗皱纹。大的果实顶端有环状的金钱环，基部有环状的果柄痕迹。横切面果皮粗糙，黄白色，厚4~8毫米，外果皮下方散有1~2

列点状油室，果皮不易剥离，中央棕褐色，有 10～12 个瓤囊，每瓤内种子数枚，中心柱径宽 2～5 毫米。有强烈的香气，味酸而后苦。主产江西、四川等地。

枳实的炮制

枳实生品较峻烈，常用于破气化痰。炒后可缓和烈性，常用于消积化痞。

（1）枳实：取原药材，除去杂质，洗净，润透，切薄片，干燥后筛去灰屑。

（2）麸炒枳实：取麸皮撒入热锅中，用中火加热，俟冒烟时，加入净枳实片，不断翻动，炒至淡黄色取出，筛去麸皮，晾凉。枳实片每 100 公斤，用麸皮 10 公斤。

枳实与枳壳

幼小未成熟的幼果为枳实，果近成熟者为枳壳。枳实与枳壳性味、功能基本相同，成分、药理作用也基本一致。但枳壳药力较缓和，体弱者一般用枳壳而不用枳实。枳实作用峻烈，适用于体质较强健者。枳壳擅长行气宽中，枳实消食破积力强。总体来说，枳壳比枳实用途更广泛。鉴于枳实作用较为猛烈，对胃肠道的刺激性较强，临床上除治胸痹用生品取其化痰消痞之力强外，其他方面仍多为制用。用于痰涎壅盛的病人，若患者体质较好，气逆痰壅的症状较为突出，可用生品；若病人体质较差，则枳实仍以制用为宜。导痰汤是降气祛痰力较强的方剂，原方中的枳实仍要求麸炒。总之，生枳实与制枳实的应用原则与枳壳相同，若用之不当，容易损伤正气。

其他常用的理气药

陈皮、青皮、沉香、檀香、川楝子、乌药、青木香、荔枝核、香附、佛手、香橼、玫瑰花、绿萼梅、娑罗子、薤白、天仙藤、大腹皮、甘松、九香虫、刀豆、柿蒂。

23 祛风之最——独活

独活与羌活“一物二种”

独活性味辛、苦，微温。归肾、膀胱经。具有祛风除湿、通痹止痛、解表的功能。用于风寒湿痹、腰膝疼痛、少阴伏风头痛、风寒表证兼有湿邪等证。

独活临床多生用。软化切片，便于调剂与制剂。药性较缓和善治下部之痹痛，用于腰腿疼痛，两足萎痹不能行走等。

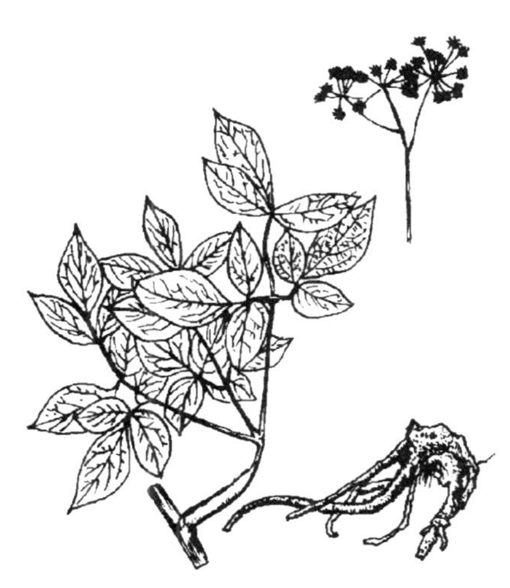

独活之名，始载于东汉《神农本草经》，列为上品。有“味苦，平。主风寒所击，金疮止痛，奔豚，女子疝瘕，久服轻身耐老。”的记载，因“此物一茎直上，有风不动，无风自动，故名独活。”

因古称独活出于西羌，叶青，故《神农本草经》又云：“一名羌活，一名羌青，一名护羌使者。”“羌”字当时指古羌地，即今甘肃、青海、四川西北部一带，说明当时的羌活、独活产地不同，实为一物二种。此后《名医别录》独活又有胡王使者（胡指西域）、独摇草（得风不摇，无风自动）之异名。在本草文献中，有云母根为独活，字根为羌活；有中国生者名独活，羌胡来者名羌活之说。

李时珍在《本草纲目》中谓：“独活以羌中来者良，故有羌活、胡王使者诸名，乃一物二种也。后人认为二物者，非也。”

古书《文系》中曾记载：唐代刘师贞的哥哥得了风湿病，梦见一神人告之曰：用胡王使者浸酒服，病可愈。师贞到处打听访问，寻找胡王使者，可无人知晓。后来梦见他的亡母说，胡王使者就是羌活，于是寻求而用之，其病果愈。

在明代以前的医籍中，独活羌活之名可以互用，《本草纲目》独活条下所列十三个附方中，或称独活，或谓羌活，羌独不分，足可证也。据当今考证，早期本草所记载的独活实为今之羌活。

独活之用，始于南北朝时期。隋唐甄权的《药性论》主张将羌活与独活分列，以后历代本草中均有论述。如唐代《新修本草》谓：“疗风宜用独活，兼水宜用羌活。”

羌活性温燥烈，发散力强，主治肌体表层游走全身、此起彼伏的丹毒及湿寒邪，因此，羌活长于治风寒在表的头痛、身痛及人体上部的风湿症。

而独活的辛散力缓和，善于驱除潜伏体内的风邪，又可除湿，所以多用于治疗人体下部腰膝筋骨间的风湿病，而且能兼治伏风头痛。

认识一下几种独活药材

独活为植物重齿毛当归的根。春初苗刚发芽或秋末茎叶枯萎时采挖，除去须根及泥沙，烘至半干，堆置2～3天，发软后再烘至全干。

（1）资丘独活：又名巴东独活、肉独活。为植物重齿毛当归的干燥根茎及根。根茎部粗短，圆锥形，长1.5～4.5厘米，直径1.5～2.5厘米，表面棕色至灰棕色，具密集环状叶痕，有数条纵槽，并多不规则纵皱纹，顶部有凹陷的茎痕。根数个稀为单一，呈圆柱形，弯曲，长短不一，约30厘米，直径0.5～1.5厘米，表面较粗糙，具深皱纹及横裂纹，有多数横长隆起的皮孔，长2～3毫米，质软韧，折断面带裂片性，切断面皮部淡灰棕色，有弯曲裂隙，射线暗棕色，油点细密，挤压时渗出黄色油滴，近形成层呈暗棕色环带，木质部带黄色。气香郁，味苦微甜，后辛。以根条粗肥，香气浓郁者为佳。主产湖北恩施、资丘、巴东及四川巫山、巫溪等地，江西亦产。

（2）香独活：又名浙独活、绩独活。为植物毛当归的干燥根茎及根。根茎部膨大，呈圆锥状，表面灰棕色，具多数不规则纵皱纹。顶端残留茎基及叶鞘的痕迹。根数条呈类圆柱形，略弯曲，长约5～12厘米，直径约1.5～3厘米，多分歧。质轻而脆，易折断。切断面韧皮部和皮部灰白色，有裂隙，棕黄色油点散在，形成层棕色，木质部暗棕色，约占直径的1/2。气芳香，味微甜而辛辣。以根粗壮、质软、气香者为佳。主产浙江、安徽。

（3）香大活：为植物兴安白芷的干燥根茎及根。呈长纺锤形，常分歧。根茎部表面密生横纹，顶端有茎痕或茎叶残基。根长短不等，表面灰棕色或暗棕色，有明显纵皱纹及横长皮孔。质坚脆，易折断，断面皮部棕色，木质部黄色。气特异而强烈，味辛苦。主产吉林、辽宁、黑龙江等地。

（4）紫茎独活：为植物紫茎独活的干燥根茎及根。根茎短粗，圆锥形，长约5厘米，直径达3.2厘米，表面棕黄色，有多数不规则纵皱，顶端残留茎基及叶鞘的痕迹，具环状横纹。根多条呈类圆柱形，稍弯曲，长5～14厘米，直径0.5～2厘米，具纵皱及须根痕。质脆易折断。断面平坦，韧皮部及皮部棕黄色，木质部黄白色。气芳香，味微甜而辛。以根粗、香浓者为佳。主产河北。

（5）牛尾独活：为植物牛尾独活的干燥根茎及根。根茎部略膨大，长2.5～5厘米，有密集的环状叶痕及环纹，较粗者并有纵沟纹，顶端常残留茎基和黄色叶鞘。根单一，少有分枝，长16～25厘米，直径约至1.3厘米；表面略粗糙，有不规则皱缩沟纹；皮孔细小，稀疏，横长排列。质较坚硬，折断面不平坦，具粉性。根的切断面皮部类白色，多裂隙，有众多橙黄色油点，近形成层现棕色环，木质部淡黄白色，偏心性。气微香，味微甜。以粗壮、分枝少、气浓者为佳。主产四川。

（6）山独活：为植物软毛独活的干燥根茎和根。根茎部近圆锥形，长1～3厘米，直径0.7～2厘米；表面灰黄色至灰棕色，有密集环纹及环状叶痕，较粗者具少数纵沟纹，顶端残留茎基及具光泽的棕黄色叶鞘。根多分枝，稍弯曲，长8～18厘米，直径至1.5厘米，表面淡灰棕色至黑棕色，略粗糙，具不规则皱缩沟纹，皮孔细小，稀疏，横长排列。质较坚韧，折断面不平坦，具粉性。根的切断面类白色，多裂隙，可见橙黄色油点，近形成层现淡棕色环，木质部淡黄色。气微香，味微苦。以粗壮、气香者为佳。主产四川、陕西等地。安徽、浙江也产。

（7）九眼独活：为植物食用楤木的干燥根茎和根。根茎粗大，呈弯曲扭转不整齐的圆柱体，长约10～30厘米，直径3～5厘米，表面灰棕色或棕褐色，具有约6～9个比较大的圆形凹穴（茎痕），所以有九眼独活之名，凹穴径宽1.5～2.5厘米，深约1厘米，每一凹穴构成一结节，内有残留的茎基部。根茎的底部散生多数圆柱形的根，大小粗细不一，长约 2 ~ 15 厘米，粗 0.4 ~ 1 厘米，表面有显著的纵直皱纹。横切面灰黄色或棕黄色，组织疏松，有很多的裂隙和分泌腔，形成层不显著。质轻，坚脆。气微香，味淡。以独根、粗壮、有油性者为佳。主产四川。此外，云南、贵州、湖北、陕西等地亦产。

此外，尚有短茎独活（产新疆）、白根独活（产四川、陕西，又称大活）、永宁独活（产陕西、四川，又名毛独活）、白亮独活（产四川、云南、西藏，又名白独活）以及浓紫龙眼独活（产西藏）、小叶龙眼独活（产四川、贵州、云南，又名九眼独活）等的根，在少数地区亦作独活使用。

独活临床主要用途

1. 风湿痹痛

常与桑寄生、杜仲、牛膝等同用，具有祛风湿，止痹痛，益肝肾，补气血的作用，用于痹证日久，肝肾两亏，气血不足，腰膝疼痛，肢节屈伸不利，麻木不仁，思寒喜温，心悸气短，如独活寄生汤（《千金方》）。若与羌活、防风、炙甘草等同用，用于腰痛如折，沉重如山，如独活汤（《兰世秘籍》）；若与苍术、细辛、川芎等同用，可用于阴寒湿腰痛，不能转侧，头痛耳疼，如独活苍术汤（《症因脉治》）。

2. 风湿在表

常与羌活、藁本、蔓荆子等同用，具有祛风胜湿的作用，用于风湿在表，肩背痛不能回顾，头痛身重，或腰脊疼痛，难以转侧，如羌活胜湿汤（《内外伤辨惑论》）。

3. 产后中风

常与大豆、酒同用，具有祛风、补肾的作用，用于产后百日中风、痉、口噤不开，如独活紫汤（《千金方》）。若单用独活水煎服，用于产后中风，虚人不可服他药者，如一物独活汤（《小品方》）。

4. 少阴头痛

常与细辛、川芎、秦艽等同用，具有祛风止痛的作用，用于外感头痛，邪在少阴，头痛痛在颊部，如独活细辛汤（《症见脉治》）。

5. 月经不行

常与桑寄生、秦艽、香附等同用，具有祛风散寒，行滞通经的作用，用于风寒搏击，月经数月不行，面青，四肢作痛，关节不利，少腹冷痛，恶风怕冷，如独活通经汤（《中医妇科治疗学》）。

6. 感冒风寒湿邪

常与柴胡、前胡、川芎等同用，具有发汗解表，散风祛湿作用，用于感冒风寒湿邪，憎寒壮热，头项强痛，肢体酸痛，无汗，鼻塞声重，咳嗽有痰，胸膈痞满，如败毒散（《小儿药证直诀》）。

其他常用的祛风药

祛风寒湿药：威灵仙、川乌、蕲蛇、乌梢蛇、木瓜、蚕沙、伸筋草、寻骨风、松节、海风藤、丁公藤、昆明山海棠、雪上一支蒿、路路通。

祛风湿热药：秦艽、防己、桑枝、海桐皮、络石藤、雷公藤、老鹳草、穿山龙、丝瓜络。

祛风湿强筋骨药：五加皮、桑寄生、狗脊、千年健、雪莲花、鹿衔草、石楠叶。

24 生津之最——石斛

石斛概况

石斛又名石斛兰，为兰科石斛属植物，是我国古文献中最早记载的兰科植物之一。石斛除了茎药用外，由于其花形、花姿优美，艳丽多彩，种类繁多，花期长，深受各国人民喜爱，在国际花卉市场上占有重要的位置。当今世界许多国家都有广泛栽培，尤以东南亚最盛，其中以泰国产量最大，在亚洲，日本是石斛兰最大的进口国。

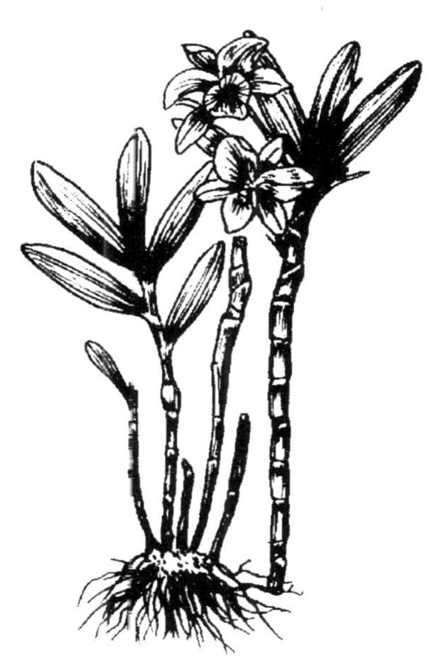

我国规模化种植石斛时间较短，主要从上世纪90年代初才开始，虽然起步较晚，但发展速度很快。如今，在广东、昆明、福建等地均有一定规模的种植

基地。

石斛兰属是兰科植物中最大的一个属，原产地主要分布于亚洲热带和亚热带、澳大利亚和太平洋岛屿，全世界约有1000种。我国约有76种，其中大部分分布于西南、华南、台湾等热带、亚热带地区。生长在海拔1000～3000米高度之间，常附生于树或岩石上。此属为附生兰，其形态性状变化多样。假鳞茎丛生，圆柱形或稍扁，基部收缩；叶纸质或革质，矩圆形，顶端2圆裂；总状花序；花大，半垂，白色、黄色、浅玫红、粉红色等，艳丽多彩，十分美丽，许多种类气味芳香。

石斛兰分为两种，一为春石斛，春季开花，花梗在两侧茎节抽出。另一种为秋石斛，秋季开花，花梗由茎顶抽出，每梗著花可达一二十朵，花形有大花蝴蝶兰型和小花卷瓣。

春石斛的花一般生于茎节间，花期约20天，多作为盆栽观赏。而秋石斛的花一般着生于茎顶部，花期超过一个月，主要用于切花观赏。假鳞茎可供药用。繁殖用分株、茎段扦插或无菌播种。喜温暖、潮湿和半阴。用疏松、透气的基质，如蕨根、苔藓或树皮块盆栽。生长环境保持潮湿和半阴，适当施肥。冬季适当干燥，保持较强的阳光，越冬温度10℃以上。

石斛品种

全球计有1500种，除个别品种外，皆属附生兰类。1980年以前，我国仅发现了57种石斛属植物，后来调查发现并定名的19种石斛属植物，丰富了我国石斛的种质资源，现共有76种。我国石斛的种类仅占全世界的5%左右，但对于石斛的药用开发和利用，我国一直走在世界前列。

《中华人民共和国药典》2005年版收载的药用石斛品种有5个，

即环草石斛（Dendrobium loddigesii Rolfe.）、马鞭石斛（D. fimbriatumHook. var. oculatumHook.）、黄草石斛（D. chrysanthumWall.）、铁支石斛（D. candidum Wall. ex Lindl.）、金钗石斛（D. nobile Lindl.），但实际上民间药用的品种还有多个，用于提取某些成分作为制药原料的也有较多的品种。据统计，在我国的76种石斛属植物中，有近40种作药用。某些药用石斛品种长期出口，享誉东南亚及欧美的一些地区。

石斛药材采收及加工

石斛全年均可采挖，但以秋后采挖者质量最好。采挖后如保存鲜用，在春、秋季则应及时栽培于细沙石中，放置阴湿处，经常浇水使根部保持湿润。在冬季应平放于竹筐中，上盖蒲包，但应注意空气流通。干石斛一般是将鲜石斛剪去须根，洗净，晒干或烘干。在广西地区先用开水烫过，趁热边搓边晒至全部干燥为止。

耳环石斛：加工时，拣长约4厘米的鲜石斛，剪去部分须根，洗净，晾干，然后放入锅中，均匀炒至柔软，趁热搓去薄膜状叶鞘，放置略通风处，两天后置于有细眼的盆内，下面用适当的微火，在离盆约一尺处，微微加热，用手使之弯成螺旋形或弹簧状，再晾干，如此反复2～3次，至干燥为止。

常见石斛药材

石斛因品种及加工方法不同，通常分为金钗石斛、黄草石斛、小黄草石斛、耳环石斛及鲜石斛等数种。

1. 金钗石斛

为植物金钗石斛的加工品。干燥茎长约20～45厘米，直径约

1～1.5厘米，基部为圆柱形，中部及上部为扁圆柱形，茎节微向左右弯曲，表面金黄色而微带绿色，有光泽，具纵沟纹，节明显，棕色，有时节部稍膨大，节间长约2.5～3厘米，向上渐短。体轻而致密，易折断，断面类白色，散布有深色的小点。气无，味苦，嚼之带粘性。以身长、色金黄、质致密、有光泽者为佳。

2. 黄草石斛

为铁皮石斛、罗河石斛、广东石斛、细茎石斛等的加工品。干燥茎长一般在30厘米以上，直径约3～5毫米，圆柱形，略弯曲，表面金黄色而略带绿色，有光泽，具纵沟纹，节明显，节间长约2～3.5厘米。横切的厚片断面类圆形，边缘有多数角棱，形成齿轮状，中间散布有类白色小点。气无，味微苦，嚼之略带粘性。以条匀、金黄色、致密者为佳。

3. 小黄草石斛

为美花石斛、罗河石斛、细叶石斛加工品。干燥茎长一般在30厘米以下，直径约2～3毫米，多弯曲盘绕成团，表面有细密纵纹理，金黄色而略带绿色，有光泽，节间长约1～1.5厘米。断面类圆形，略带粉性。以卷曲、节密、金黄色、富粉质、嚼之有干凉味、粘性足者为佳。

4. 耳环石斛

又名枫斗，为石斛属多种植物的茎经特殊加工制成。西枫斗：干燥茎扭曲成螺旋形或弹簧形，一般可见1～4个螺旋，长约1～1.5厘米，直径约3毫米，一端可见茎基及残留的短须根，称“龙头”，另一端为茎的尖端，称“凤尾”，表面黄绿色，有细纵纹理，节明显或有时不明显。气无，味淡。以条粗肥、旋纹少、有头尾、富粉质者为佳。

圆枫斗：用铁皮、细茎、小美等石斛长约8厘米的茎而不适宜加工成西枫斗者，将其剪成 5 厘米左右的长度，在微火上烘干，同时扭卷成圆形，如钟表发条状。

结子斗：用铁皮石斛的茎节剪断，烘干打成纽结状。商品枫斗还有直条枫斗、葫芦斗、生川斗、广藿斗等名称。

5. 鲜石斛

金钗型鲜石斛茎呈扁的圆柱形，基部较细，直径约 1～1.5 厘米，表面黄绿色，光滑，有纵棱，节明显，节上有棕黄色的环，节基部包围有灰色膜质的叶鞘，长度约占节间的 1/3。鲜石斛均以青绿色或黄绿色、肥满多汁、嚼之发粘者为佳。

以上各种石斛，主产于四川、贵州、广西、广东、云南、湖北。此外，安徽、湖南、江西、福建、浙江、陕西、河南等地亦产。

石斛妙用

石斛味甘、淡，性凉。具有滋阴养胃，清热生津，益肾，壮筋骨等作用。

温热病后期，因高热而阴津受伤，出现口渴舌燥、食欲不振、舌质发红、舌苔黄黑等症状，可用本品滋阴养胃、清热生津、止渴除烦。但应注意石斛治疗温热病，不可用之过早，以免滋补敛邪。

阴虚内热而发生干咳、盗汗、低烧、口渴、舌红脉细数等症，可用本品配以生地黄、麦冬、百合、秦艽、银柴胡、地骨皮等。

因肾精不足而致目昏目暗、视力减退，常与生地黄、熟地黄、山萸、草决明、沙苑子、地骨皮、菊花、枸杞子等同用。以石斛为主药的“石斛夜光丸”和“石斛明目丸”是治疗目昏目暗、视力减退的常用成药。因肾虚而两脚麻木萎痹者，也可与牛膝、黄柏、续断、熟地黄、山药、秦艽、薏苡仁、木瓜等同用。

中医认为，石斛长于清胃热，补津液，能促进胃液分泌，帮助消化，刺激小肠蠕动。正如《神农本草经》中所说的能治疗“伤中”，且“厚肠胃”。石斛能补脾益胃，使中土得运，气血得化，五脏得养，所以能补五脏虚劳，使肌肉生长，从而改善身体瘦弱的状况。石斛生命力非常强，只需常浇水，就能经年不死，因而又被称为“千年润”。古人认为，石斛秉水石之性而生，因而还可滋养肾水，润泽肺金。所以石斛是一种重要的滋阴药，对阴虚所致的津液缺失，口渴，舌红无苔，低热，盗汗等症有很好的疗效。

据古籍记载，石斛还能悦嗓润喉，古人常以此药代茶，润嗓效果非常好。后世中很多人仍然沿袭此法，梅兰芳先生的常备中药就有石斛，现代的一些歌唱家、播音员等，也常用石斛来生津润喉，治疗咽部病症。

玉竹与石斛均能养阴，但玉竹甘平滋润，养肺胃之阴而除烦热，补而不腻；石斛能清肾中浮火而摄元气，除胃中虚热而止烦渴，清中有补，补中有清。

石斛食疗

1. 石斛麦冬茶

石斛、麦冬、谷芽各10g。沸水浸泡，代茶饮。本方以石斛、麦冬养阴清热、益胃生津，谷芽消食和中。用于阴虚胃热，呕逆少食，咽干口渴，舌光少苔。

2. 石斛蔗浆饮

石斛30g，甘蔗500g。石斛煎水取汁，甘蔗去皮，切碎略捣，绞取汁液，两汁混合，频频饮用。本方以石斛养阴清热、益胃生津，甘蔗清热除烦、生津止渴。用于热伤津液，烦热口渴，舌红少苔。

3. 石斛杞菊汤

石斛、枸杞子、女贞子各15g，菊花10g。煎汤饮。本方以石斛、菊花养阴清热、明目，枸杞子、女贞子补养肝肾。用于肝肾阴虚，目昏眼花，视力减退。

其他常用的生津药

北沙参、南沙参、百合、麦冬、天冬、玉竹。

25 止痛之最——延胡索

中药中的吗啡

明代荆穆王王妃胡氏因食荞麦面时发怒，患了胃脘疼痛的疾病。这种胃痛发作时脸色苍白，满身大汗，痛不可忍。荆穆王心爱王妃，便找来很多医生。这些医生各有所长，但他们用尽吐、下、行运、化滞等各种药物，王妃一入口就马上吐出来，不能奏效。后来请来名医李时珍诊视，李时珍想起《雷公炮炙论》中的一句话："心痛欲死，速愈正胡。"遂用延胡索3钱（9克），令其温酒送下。王妃服药即能受纳，不再吐出，过了一会大便通畅，胃痛停止，数年未再犯。这是《本草纲目》中记载的一个案例，形象地说明了延胡索止痛效果之好。

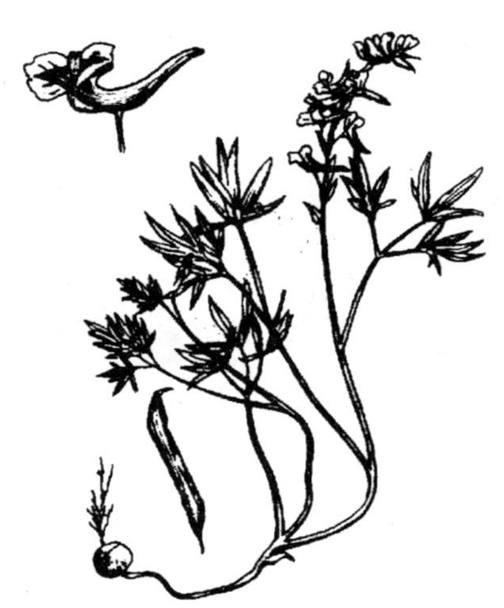

延胡索，又称元胡索、玄胡索，简称延胡、玄胡。系罂粟科植物延胡索的根茎。该药始载于唐代《本草拾遗》："延玥索生奚国，从安东来，根如半夏色黄。"古代名医对其止痛功能推崇备至。

现代研究表明，延胡索含多种异喹啉类生物碱，包括延胡索甲素、乙素、丙素、丁素、戊素等10多种生物碱，其中较为重要的是延胡索乙素和甲素，能作用于中枢神经系统，起止痛和催眠的作用，还能抑制胃酸分泌和抗溃疡。延胡索镇痛作用类似吗啡而较弱，但比解热镇痛药强，且副作用少，不成瘾，可作为吗啡类药物的替代品，临床可用于多种疼痛。

中医认为，延胡索辛散、苦泄、温通，既入血分，又入气分，既能行血中之气，又能行气中之血，气畅血行，通则不痛，故为止痛良药。所以不论是气是血，瘀而不散，滞而不行所引起的一身上下诸痛，均可应用。对胃脘作痛及经行腹痛，尤为效捷。单用既有效，配成复方效用更佳。如配伍川楝子治胃脘痛；配伍小茴香治疝气痛；配伍当归、川芎、白芍、香附等治痛经；与瓜蒌、薤白等配伍，用于胸闷、胸痛之症；与当归、赤芍、桂枝等配伍，可治四肢血滞疼痛；若与乳香、没药、当归、桃仁等配伍，可用于跌打损伤、瘀滞作痛等。

古代医者对延胡索的使用多见于单方或复方的汤剂，虽然活血、行气、止痛的效果不错，但携带和服用均不方便，而且起效较慢。经现代研究，延胡索被成功用于现代中药制剂之中，并开发出片剂、胶囊剂、栓剂、滴丸等剂型，但用量最大、最经典的还数元胡止痛片。以市场上知名的蜀中牌元胡止痛片为例，它主要成分为延胡索和白芷，具有理气、活血、止痛功能，用于胃痛、胁痛、头痛及月经痛等。其中延胡索是醋制过的。

医学名篇《素问·至真要大论》说："五味入胃，各归所喜。故酸先入肝，苦先入心，甘先入脾，辛先入肺，咸先入肾。"说明酸味与肝有着密切的关系。醋有酸味，具有散瘀止痛、行水消肿、解毒、杀虫、矫味矫臭作用。而疼痛与肝最为相关，醋与延胡索相须配伍炮制后，可使延胡索入肝经更易，止痛作用增强。白芷具有抗菌、镇痛、消炎的作用，与延胡索搭配，不光增强了止痛效果，还能抗菌消炎，从源头上解决疼痛问题。

延胡索现代炮制

延胡索性味辛、苦，温。归肝、脾经。具有活血，理气，止痛的功能。用于胸胁、脘腹疼痛，经闭痛经，产后瘀阻腹痛，跌扑肿痛等症。

延胡索生品止痛有效成分不易煎出，效果欠佳，故临床多用醋制品。经醋制后，增强行气止痛作用。广泛用于身体各部位的多种疼痛证候。如肝郁气滞，胁肋疼痛；胃气阻滞，脘腹疼痛；瘀血阻滞，经闭腹痛；气滞血瘀，心腹冷痛等。

1. 延胡索

取原药材，除去杂质，大小分开，洗净，稍浸，润透，切成片，干燥。筛去碎屑，或洗净干燥后捣碎。

2. 醋制延胡索

延胡索片加入定量米醋拌匀，稍焖润，待醋被吸尽后，置炒制容器中，用文火加热，炒干，取出晾晒。晒去碎屑。延胡索片每100kg，用米醋20kg。

取净延胡索，置煮制容器中，加入定量米醋与适量水（以没过药材为宜），用文火加热，共煮至透心。醋液被吸尽时，取出，晾至六成干，切厚片，晒干。延胡索每100kg，用米醋20kg。

延胡索饮片特征

延胡索饮片为圆形厚片，或不规则的碎颗粒，周边呈黄色或黄褐色，有不规则网状皱纹，片面黄色，角质样，具蜡样光泽。质硬而脆。气微，味苦。醋延胡索片表面深黄色或黄褐色，光泽不明显，味苦，略有醋气。

延胡索药用

1. 醋制

（1）气滞疼痛：常与川楝子、红花、木香等同用，具有行气止痛的作用，用于肝郁气滞、胸胁疼痛，以及胃气阻滞疼痛，心腹诸痛，如金铃子散（《圣惠方》）。

（2）经闭腹痛：常与当归同用，具有祛瘀止痛作用，用于瘀血阻滞，月经闭塞，小腹疼痛拒按，以及妇人气凝血滞腹痛，如延胡索散（《妇科大全》）；若与橘红、当归（酒浸炒）同用，用于室女血气相搏，腹中刺痛，痛引心端，经行涩少，或经事不调，以致疼痛，如三神丸（《济生方》）。

（3）疝气疼痛：常与附子、木香同用，具有行气止痛作用，用于疝气，气滞血瘀，心腹冷痛，肠鸣气走，身寒便秘，如延附汤（《济生方》）；若与小茴香、橘核、荔枝核等同用，用于厥阴之气不畅，疝气疼痛等证。

（4）急慢性扭挫伤：常与广木香、郁金等份共研细末，以温开水送服，每次 15g，每日 3 次，治疗腰部、胸背部及四肢急性挫伤。

2. 酒制

（1）心血瘀滞胸痛：常与瓜蒌、薤白、丹参等同用，具有活血化瘀的作用，用于瘀滞而致的疼痛，左胸疼痛为甚，胸闷，心悸，如瓜蒌薤白汤加减（《伤寒论》）。

（2）产后恶露不尽：单用延胡索粉末，以温酒调服，具有活血、行气、止痛作用，用于产后恶露不尽，如腹内痛（《圣惠方》）。

（3）跌打损伤疼痛：常与当归、赤芍、秦艽等同用，具有活血化瘀的作用，用于跌打损伤，瘀血凝滞，伤处疼痛，亦可单味研末酒调服。

其他常用的止痛药

川芎、郁金、姜黄、乳香、没药、五灵脂、夏天无、枫香脂。

26 舒肝之最——郁金

郁金为姜科植物郁金、姜黄、广西莪术或蓬莪术的干燥块根。前两者分别称为“温郁金”和“黄丝郁金”，其余按性状不同称“桂郁金”或“绿丝郁金”。冬季茎叶枯萎后采挖，除去泥沙及细根，蒸或煮至透心，取出，干燥。

郁金始载于唐·甄权《药性论》（公元 627－649）和唐·苏敬《唐本草》（公元 659 年）。元《丹溪全书》中记载：郁金无香……性轻扬能达酒气于高远也……因轻扬之性古人用治郁遏不能散者。但在此以前，郁金在我国已广为流传，据俞慎初《中国药学史纲》记述：郁金早在汉魏南北朝时期就从越南输入我国。

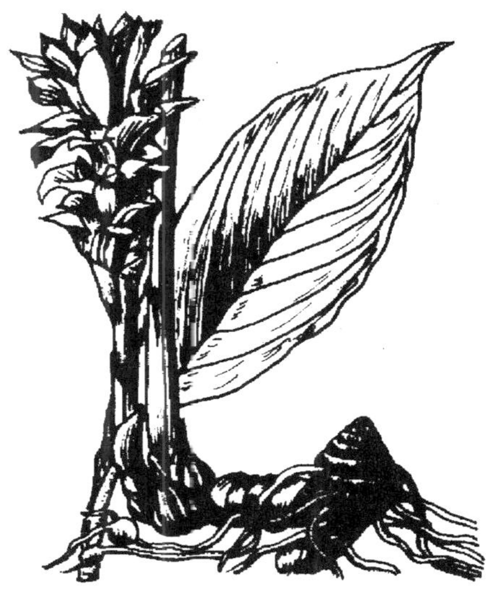

郁金入药能治哪些病症

郁金味辛、苦，性寒。具有活瘀、凉血、行气、解郁。常用于以下几种情况：

1. 吐血、衄血

由于郁怒伤肝，肝气郁结，气郁生火，血热血瘀，肝火上逆，夹血上犯而致吐血、咳血、衄血，胸胁刺痛，吐血有块，以及妇女倒经（每到月经期鼻出血）等症，本品有凉血散瘀、解郁行气的作用，可与生地黄、丹参、牡丹皮、炒栀子、三七、藕节、牛膝、泽兰等同用。

2. 血热神昏、癫狂惊厥

由于邪热入心，血热痰浊蒙心而致神智不清以及惊狂、癫痫等症，可用本品清心热而开心窍，活瘀血而化痰浊。常与朱砂、黄连、天竺黄、牛黄、远志、石菖蒲等同用。本品配白矾，名“白金丸”，可用于治癫痫、惊狂。

3. 胁肋胀痛、胸腹疼痛

郁金辛散苦降，入肝、肺二经，解气郁，散血瘀，故由气滞血瘀所致的胸胁胀闷刺痛、腹中作痛等，可与柴胡、赤芍、香附、枳壳、青皮、陈皮（治胸胁胀痛）、当归、白芍、延胡索、桃仁、木香（治腹痛）等同用。

4. 胆热黄疸

由于肝胆郁热而致胆热液溢而生黄疸，可用本品散肝郁，凉肝血，活血散瘀，健胃利胆。常与茵陈蒿、栀子、生大黄、车前子、黄柏、泽泻、焦三鲜、枳实等同用。

川郁金活血化瘀的作用优于理气，广郁金行气解郁的作用优于活血。

郁金商品

1. 黄郁金

又名黄丝郁金、广玉金。为植物姜黄的干燥块根，呈卵圆形或长卵圆形，两端稍尖，中部微满，长 2～4 厘米，中部直径 1～2 厘米。表面灰黄色或淡棕色，有灰白色细皱纹及凹下的小点，一端显折断的痕迹，呈鲜黄色，另一端稍尖。质坚实，横断面平坦光亮，呈角质状，杏黄色或橙黄色，中部有一颜色较浅的圆心。微有姜香气，味辛而苦。以个大、肥满、外皮皱纹细、断面橙黄色者为佳。主产四川。

2. 黑郁金

又名温郁金、川玉金。为植物郁金的干燥块根。长纺锤形，稍扁，多弯曲，两端钝尖，有折断痕而呈灰黑色，长 3～6 厘米，中部直径 1～1.5厘米。表面灰褐色，外皮皱缩或有细皱纹。横断面暗灰色发亮，中部有1条颜色较浅的环纹，中心扁圆形。气无，味淡而辛凉。以个大、外皮少皱缩、断面灰黑色者为佳。主产浙江。

3. 白丝郁金

亦为植物郁金的干燥块根。外形较黄郁金瘦长。断面内心呈白色（姜黄色素含量较少），内圈与外层之间有 1 条黄白色的环纹，质地模糊不透明。味微辛，香气亦较差。以个大、皮细、断面结实者为佳。主产四川。

4. 绿丝郁金

为植物莪术的干燥块根。形状质地同黄郁金，但表皮较粗，断面色暗淡，深浅不一，少透明。味辛而重，香气不显。主产四川。

其他常用的舒肝药

川芎、姜黄、乳香、没药、五灵脂、夏天无、枫香脂。

27 养阴之最——枸杞

延年益寿话枸杞

枸杞是家喻户晓的药食两用的中药材，我国古代医学家很早就发现它的药用价值，从汉朝起就应用于临床，并当作延年益寿的佳品，至今2000多年盛用不衰。

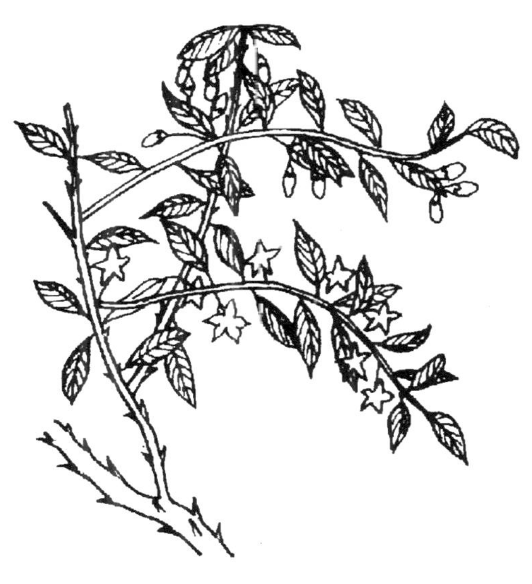

枸杞简称杞子，因其以果实入药，又称枸杞果，因其色红，亦称红枸杞。枸与杞原是两种树名，因本品棘如枸之刺，茎如杞枝条，故兼名之曰“枸杞”。又因久服枸杞，有“坚筋骨，轻身不老”之功，所以又有“却老”之雅名。枸杞的果实，色如玛瑙，形似耳坠，红艳欲滴，颇惹人爱，故又名“红耳坠”。枸杞的幼嫩苗叶，可药可蔬，俗称“枸杞头”，诗人黄山谷、苏东坡称之“仙苗”、“仙草”。传说枸杞的茎乃神仙之拐杖，故名“仙人杖”。

枸杞的根叫地骨皮，一些本草文献中曾记载：“春采枸杞叶，名天精草。夏采花，名长生草。秋采子，名枸杞子。冬采根，名地骨皮。”《保寿堂方》中说：“前年枸杞，其根形如犬状者，方士称西王母杖”。白乐天曾有“不知灵药根成狗，怪得时闻夜吠声”的诗句。宋徽宗时有人曾挖到像狗一样形状的枸杞根，据说在千年以上。

枸杞子在远古时代就被视为灵物，最早见于《神农本草经》，将其列为上品，称“久服坚筋骨，轻身不老，耐寒暑”。宋代还有“服用枸杞长生不老”之说。枸杞子是古代养生家十分重视的一味滋补强壮药，在很多延年益寿方中，几乎都有它。六朝时期的葛洪、陶隐居，唐代的孙思邈等都是古代养生家、医林寿星，他们都爱喝枸杞酿制的补酒。另外，据记载：唐朝宰相房玄龄和杜如晦，协助唐太宗李世民治理朝政，用心过度，出现虚劳羸瘦，头晕目眩等症，后来便食“枸杞银耳羹”，用后不久，颇有效验，精神充沛。

北宋年间，一使者去西河出差，路逢一位大约十五六岁的女子，在用棍棒责打一位八九十岁的老翁，使者误认为女子不孝，拉住那女子询问情由。原来，这老翁竟然是那女子的曾孙，只因不肯服用长生不老之良药，才与常人一样老态龙钟，女子因而怒从心起，责以棍棒。使者听后大吃一惊，一再追问，方知那女子已 372 岁，只因每日吃一味草药，故而青春常驻。此药正是枸杞子。

现代研究发现，枸杞子含有单糖、甜菜碱、脂肪酸、蛋白质和多肽、维生素 B_1、维生素 B_2、维生素 C、维生素 E、维生素 D、18 种氨基酸（含 8 种必需氨基酸）、微量元素（钙、锌、镁、铁、锰、磷等）、磷脂及硒等成分。

此外，据最新出版的我国食物成分表记录，枸杞中胡萝卜素含量显著高于水果、蔬菜。枸杞叶有降压作用和保肝作用，叶的醇提取物有增强巨噬细胞吞噬功能的作用；枸杞还具有调节机体免疫功能、抑制肿瘤生长和细胞突变、调节血脂和血糖等方面的作用。因此，枸杞子对血脂异常症、肝功能异常、胃炎等都有一定的治疗作用；枸杞子能显著地使老年人血中老化的8项指标向年轻化逆转，有延缓衰老和抗疲劳的作用。

滋补、强壮、明目

枸杞为常用中药，其味甘性平，入肝、肾经，具有滋补肝肾，养肝明目之功效。

枸杞子平补肝肾，用于肾虚精亏、腰脊酸痛、头晕耳鸣、性欲减退等症，可与地黄同用，如枸杞丸（枸杞子、天门冬、干地黄）。对肾虚遗精，枸杞子常配以巴戟天、肉苁蓉、覆盆子、山茱萸等补阳药。陶弘景云："去家千里，勿食枸杞"，即指枸杞子有助阳动性之力。

枸杞子甘平质润，有滋补强壮作用，可滋补益精、强壮筋骨，久服可延缓衰老，延年益寿，儿童服用对长牙、换牙和骨骼发育有促进作用。

枸杞子养肝明目，因有明目之功而被民间称之为"明眼草子"。对枸杞子的明目作用，明代《本草汇言》中说："枸杞能治目，非治目也，能壮精益神，神满精足，故治目有效。"所以，凡由于肝肾亏虚所致的视物昏花，目暗目涩，用枸杞子治疗确有效验。治疗肝肾不足所致的头晕目昏、迎风流泪者，枸杞子常与菊花、熟地黄、山药等同用，如杞菊地黄丸。

宁夏枸杞甲天下

枸杞药材来源于茄科多年蔓生灌木状植物宁夏枸杞，或多年小乔木枸杞。枸杞植株高 1 米左右，枝条细长，多呈弧形倒垂，有短刺或无刺，叶柔软卵圆形。夏天开淡紫色小花，结卵圆形小浆果。现商品枸杞多为人工栽培。枸杞栽培广泛分布于我国华北、西北地区，主产于宁夏中宁、中卫、银川；内蒙古乌拉特前旗、土默特左旗、托克托旗；新疆精河；陕西靖边；甘肃庄浪等地，其中以宁夏中卫、中宁所产最为著名，为地道药材。

宁夏枸杞人工栽培的历史较早，公元 1435 年前后成书的明代第一部宁夏地方志《宣德宁夏志》中就已将其列为物产部分，至今已有 600 余年。清代宁夏的《中卫县志》中记述："枸杞，宁安（注：今宁夏中宁县）一带家中枸杞，各省入药甘枸杞皆宁产也。"近代书籍和临床实践均说明宁夏所产之枸杞子为地道药材，并具有产量优势，1995 年宁夏中宁县被国务院列为全国优质枸杞生产基地。

中药枸杞子的传统产地有三：一是宁夏平原南端的中宁、中卫等地，产品称西枸杞，以粒大、色红、肉厚、味甜、质柔润五大特点而名甲天下。明弘治十四年（1051 年）宁夏中宁所产枸杞首次被奉为贡品，故有"贡果"之美誉。二是天津地区，产品称杜枸杞、津血杞，质量较好。三是甘肃的张掖（古称甘州），产品称甘枸杞、甘杞子。

市场常见枸杞

枸杞子干燥后即可用于食用和药用，不再需要特殊加工，不再有加工品类，但根据果实大小及品质不同，将产品分等级。

枸杞子呈纺锤形或椭圆形，长约1.5～2.0厘米，直径4～8毫米，表面鲜红色或暗红色，陈久者为紫红色，表面具有不规则皱纹，略有光泽。一端有白色的果柄痕，另一端有小凸状花柱痕迹。质柔软而滋润。内藏多个种子。气微，味甜、微酸苦，嚼之唾液呈红黄色。按照每50g重有多少果粒分为五个等级。

此外，因产地不同，尚有宁夏枸杞子、新疆枸杞子（果较圆，肉厚，味较甜）、甘肃枸杞子（果较小，肉较厚，卵形或椭圆形）、内蒙枸杞子（类同于宁夏枸杞子）、河北枸杞子（长卵形或长椭圆形，肉少，种子较多）之分。

选用枸杞小窍门

购买枸杞一般以粒大、色红、肉厚、质柔润、籽少、味甜者为佳。以宁夏中宁、中卫所产为优质的地道药材。

一般中药书籍记载，枸杞子的色泽“以鲜红为好”，其实鲜红的应是鲜果，晒干后常为暗红。若干枸杞子颜色很鲜红，则多数用硫磺熏过。硫磺有毒，所以选购枸杞子以暗红色为好。

当前，未见枸杞子的伪品，商品枸杞子只有优劣等级及产地之分。

枸杞子煎剂每次用6～12g，食疗可适当加大剂量，一般为15～20g。

枸杞子的用法有多种，以水煎剂居多，酒剂、丸剂、膏剂以及饮食疗法的茶剂都可采用，不拘于形式。

关于枸杞子的适用人群无太多禁忌。但枸杞子味甘碍胃，消化不良及泄泻者慎用。

枸杞食疗

1. 益寿枸杞汤

银耳、枸杞、龙眼肉各15g，冰糖15g。银耳泡好，洗净，放入开水中烫一下，枸杞子洗净，龙眼肉切丁。银耳、枸杞子放屉蒸熟；锅置火上，加水烧开，加入冰糖使其溶化，然后加入银耳、枸杞子、龙眼肉，煮开片刻即可。此汤有强身滋补，养阴润肺的功效。

2. 淮杞鸡汤

淮山药、枸杞子各25g，鸡一只，田螺一个，姜、盐各适量。将田螺放在热水中浸一下，捞出后投入冷水中过凉。鸡放入开水中烫一下，捞出放凉；淮山药、枸杞子洗净；锅置火上，加水烧开，放入鸡、田螺、淮山药、枸杞子、姜，煮3小时，加盐调味即可食用。具有活血、强筋骨的作用。

3. 杞子猪肝汤

枸杞子30g，猪肝150g，料酒1汤勺，姜末适量，清水约800毫升。将猪肝洗净切片，用料酒搅拌均匀略腌，再加生粉抓匀；枸杞子拣去杂质，洗净；烧锅下油，爆香姜末，投入枸杞子炒透；注入汤水中烧滚，加入猪肝片滚熟，放入盐、味精等调料，拌匀即成。具有补肝明目，滋肾润肺的功效。用于肝肾虚损，视物昏暗，迎风流泪，头晕耳鸣等。

4. 杞菊绿茶

枸杞子10g，菊花、绿茶各5g，蜂蜜45g。将枸杞子洗净，放入锅中，加入清水500毫升，烧开后，倒入大茶杯中，加入菊花和绿茶，盖好，温浸半小时，即可饮用。分3次服用，每次用蜂蜜15g冲服。

具有滋阴补肾，清肝明目，提神解乏之功效，适用于肝虚目暗，视物不清，老年人体弱乏力，精神倦怠等。

5. 龙眼枸杞粥

龙眼肉 15g，枸杞子 10g，红枣 4 枚，粳米 100g。将上述各料分别清洗；锅中加清水适量，加入粳米煮沸 10 分钟；加入龙眼肉、枸杞子、大枣，一起煮成稀粥。每日 2 次，晨起空腹和睡眠前热食。具有养心安神，健脾补血的功效。用于低血压，心脾两虚，头晕，心悸，健忘，失眠，面色无华，视物昏暗等。

枸杞入药单方验方

1. 杞菊地黄丸

是现成的中成药，由枸杞子、菊花、熟地黄、山茱萸、山药、茯苓、泽泻、牡丹皮八味中药加工而成。具有补益肝肾，养血明目的功能，主要用于肝肾精血亏损引起的视物昏花，视力减退，迎风流泪，内障翳膜等。

2. 枸杞酒

枸杞子与酒比例为 1∶4，即一份枸杞子用四份酒。将枸杞子捣碎，装在布袋中，浸于酒中，密封勿泄气，浸泡半个月。具有补虚，去劳热，长肥肉，益颜色，肥健人，治肝虚下泪之功效。

3. 枸杞子汁

将枸杞子捣汁，日点眼三五次，用于治疗目赤生翳。

4. 参杞酒

枸杞子汁 100g，地黄汁 100g，麦冬汁 60g，杏仁 30g，人参 20g，白茯苓 30g，将人参、白茯苓、杏仁捣碎，连同上述各药汁浸于 1000 毫升白酒内，装罐密封。15 日后去渣取用。每日早、晚各饮一小盅。具有益精固髓，滋阴明目，润养五脏，延年益寿的功效。用于肾虚精亏，阳痿不起，耳聋耳鸣，面色无华等体虚人的保健。

附：枸杞一身都是宝

枸杞这貌不惊人的带棘刺的小灌木，不但向人类现出了全身，而且在护卫我国西北、华北的荒漠盐碱地方面，也立下了汗马功劳。除了果实枸杞子外，它的根（根皮）叫地骨皮，也是重要的一味中药。地骨皮始载于《神农本草经》，被列为上品。味甘、淡，性寒，药性清降，归肺、肝、肾经，具有凉血退蒸、清泻肺火的功效，主要用于低热及肺热咳嗽或咳血。地骨皮中含有甜菜碱、桂皮酸、蜂花酸、亚油酸、β－谷甾醇等成分。药理研究，地骨皮有降压作用，并能降血糖、降血脂，有解热作用，还可抗菌、抗病毒。

枸杞叶为民间草药，其嫩叶多自采自用，味甘苦性凉，有补虚益精、清热、止渴、祛风明目的功效。药理研究认为可作免疫增强剂，肿瘤化疗辅助剂等。近年来用枸杞叶开发出枸杞茶、枸杞保健茶等保健补品。

其他常用的养阴药

北沙参、南沙参、百合、麦冬、天冬、石斛、玉竹、黄精、明党参、墨旱莲、女贞子、桑椹、黑芝麻、龟版、鳖甲。

28 退黄之最——茵陈

“三月茵陈四月蒿”

传说华佗给一黄痨病人治病，苦无良药，无法治愈。过了一段时间，华佗发现病人突然好了，急忙问他吃了什么药？他说吃了一种绿茵茵的野草。华佗一看是青蒿，便到地里采集了一些，给其他黄痨病人试服，但试了几次，均无效果。华佗又去问已痊愈的病人吃的是几月的蒿子，他说三月里的。华佗醒悟到，春三月阳气上升，百草发芽，也许三月蒿子有药力。第二年春天，华佗又采集了许多三月间的青蒿，给黄痨病人们服用，果然吃一个好一个，但过了三月青蒿却又没有功效了。为摸清青蒿的药性，第三年，华

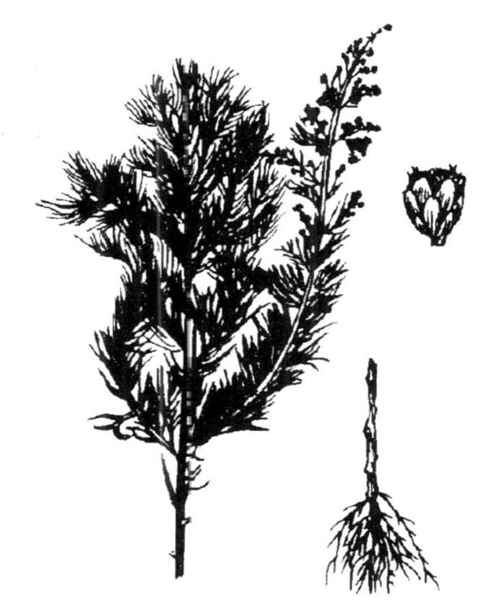

佗又把根、茎、叶进行分类试验。临床实践证明，只有幼嫩的茎叶可以入药治病，并取名“茵陈”。这就是“华佗三试青蒿草”的传说。他还编歌供后人借鉴：“三月茵陈四月蒿，传于后人切记牢。三月茵陈治黄痨，四月青蒿当柴烧。”

茵陈为菊科植物滨蒿或茵陈蒿的干燥地上部分。春季幼苗高6～10厘米时采收或秋季花蕾长成时采割，除去杂质及老茎，晒干。春季采收的习称“绵茵陈”，秋季采割的称“茵陈蒿”。茵陈全国各地均有分布，主产于陕西、河北、山西等省。商品通称绵茵陈，陕西产者称西茵陈，质量最佳。

古今考证

茵陈治疗黄疸，始载于《神农本草经》。《伤寒论》中以本品配以栀子、大黄，用治黄而鲜明，热胜湿盛的阳黄证；《张氏医通》又取以配附子、干姜、甘草，用治肤色晦暗，寒盛阳虚的阴虚证。这说明茵陈是治疗黄疸的主要药物，它可随寒热不同而辅佐适当的药物。

药理研究证明，它能增加胆汁分泌，有利胆作用，临床上均切段生用。茵陈历代均用春季采收的“绵茵陈”，不用秋季采收的“茵陈蒿”。据研究，其利胆成分6、7二甲基香豆素在幼苗中不存在，仅存在于花序和果序中；茵陈香豆酸甲、乙和茵陈色原酮等也均在花蕾期的花序中出现，含量高峰出现在9月份。

茵陈植物形态及药材特征

茵陈为多年生草本或半灌木状。茎直立，高0.5～1m，基部木质化，表面黄棕色，具纵条纹，多分枝；幼时全体有褐色丝状毛，成长后近无毛。叶 1 ~ 3 回羽，下部裂片较宽短，常被短绢毛；中部叶裂片细长如发，宽约 1mm；上部叶羽头分裂，3 裂或不裂，近无毛。头状花序小而多，密集成复总状；总苞片 3 ~ 4 层，无毛，外层卵形，内层椭圆形，中央绿色，边缘膜质；花黄色，管状，外层花 3 ~ 5 个，雌性，能育，内层两性花 5 ~ 7 个，不育。瘦果长圆形，长约 0. 8mm，无毛。花期 9 ~ 10 月，果期 10 ~ 12 月。生于山坡、路边。全国各地均有分布。

绵茵陈：多卷曲成团状，灰白色或灰绿色，全体密被白色茸毛，绵软如绒。茎细小，长 1. 5 ~ 2. 5cm，直径 0. 1 ~ 0. 2cm，除去表面白色茸毛后可见明显纵纹，质脆，易折断。叶具柄，展平后叶片呈 1 ~ 3 回羽状分裂，叶片长 1 ~ 3cm，宽约 1cm；小裂片卵形或稍呈倒披针形、条形，先端尖锐。气清香，味微苦。

茵陈蒿：茎呈圆柱形，多分枝，长 30 ~ 100cm，直径 2 ~ 8mm；表面淡紫色或紫色，有纵条纹，被短柔毛；体轻，质脆，断面类白色。叶密集，或多脱落；下部叶 2 ~ 3 回羽状深裂，裂片条形或细条形，两面密被白色柔毛；茎生叶 1 ~ 2 回羽状全裂，基部抱茎，裂片细丝状；头状花序卵形，多数集成圆锥状，长 1. 2 ~ 1. 5mm，直径 1 ~ 1. 2mm，有短梗；总苞片 3 ~ 4 层，卵形，苞片 3 裂；外层雌花 6 ~ 10 个，可多达 15 个，内层两性花 2 ~ 10 个。瘦果长圆形，黄棕色。气芳香，味微苦。

功能清热利湿，退黄疸

茵陈味苦性微寒。功能清热利湿，退黄疸。与栀子、黄柏、大黄、车前子等同用，用于阳黄（湿热型黄疸）；配以附子、干姜、白术、茯苓、泽泻等，用于阴黄（寒湿型黄疸）。表有湿者能发其汗，里有湿者能利尿祛湿，故阳黄、阴黄、表湿、里湿皆可用之。近年来治疗黄疸型传染性肝炎（阳黄证较多），常以茵陈、黄柏、车前子、柴胡、黄芩、大黄等随症加减应用，对于黄疸有明显效果。

茵陈也可用于湿热、暑温初起，症见往来寒热、口苦、胸闷、干呕、头眩、胁痛、不思饮食，或听觉不灵者，常与黄芩、竹茹、陈皮、半夏、枳壳、白豆蔻、薏苡仁等同用。

茵陈有利胆的功能并有抑菌作用，配以金银花、连翘、枳实、柴胡、焦三仙、槟榔、赤芍、莱菔子等，可用于胆道感染；与苦楝子（或苦楝皮）、乌梅、使君子、槟榔、川椒、大黄、延胡索等同用，可用于胆道蛔虫。

茵陈用量一般为 9～15g，病重者也可用至 25～30g，个别情况还可用到 60g 左右。

经典配伍

1. 加栀子、黄柏——湿热黄疸。

2. 加干姜、白术——寒湿黄疸。

3. 加滑石、连翘——湿温初起，身热肢酸、胸闷腹胀、尿赤便秘。

4. 加栀子、大黄——黄疸型肝炎属热毒者。

5. 加蒲公英、板蓝根——肝细胞性黄疸属热毒者。

6. 加栀子、大枣、甘草——小儿急性传染性肝炎属肝热者。

7. 加龙胆草、大青叶、丹参——急性传染性肝炎属肝胆湿热者。

8. 加金钱草、郁金、金银花——胆道感染、胆石症属肝胆湿热者。

9. 加乌梅——胆道蛔虫病。

10. 加泽泻、葛根——高脂血症、冠心病。

11. 加板蓝根——预防和治疗流感。

其他常用的退黄药

金钱草、虎杖、地耳草、垂盆草、鸡骨草、珍珠草。

图书在版编目(CIP)数据

中药的性格/冯春雷,王兵主编. -北京:华夏出版社,2011.6
ISBN 978-7-5080-6512-0

Ⅰ.①中… Ⅱ.①冯… ②王… Ⅲ.①中药性味-基本知识
Ⅳ.①R285.1

中国版本图书馆 CIP 数据核字(2011)第 098701 号

中药的性格

冯春雷 王 兵 主编

出版发行: 华夏出版社
(北京东直门外香河园北里 4 号 邮编:100028)
经 销: 新华书店
印 刷: 北京建筑工业印刷厂
装 订: 三河市杨庄双欣装订厂
版 次: 2011 年 6 月北京第 1 版
2011 年 7 月北京第 1 次印刷
开 本: 787×1092 1/16 开
印 张: 12.5
字 数: 156 千字
插 页: 1
定 价: 25.00 元